비로소
이해되는

치매의 세계

당사자 시점에서 본
13편의 치매 이야기

오감 장애

PART 2
치매와 함께 살아가기 위한 지혜를 배우는
여행 가이드

'치매가 있는 본인'의
시점으로
치매를 이해할 수 있는
책을 만들고자 했습니다

치매가 있는 분의 몸과 마음에는 어떤 문제가 일어나는 것일까요? 그리고 언제 어디서 어떤 상황에서 어려움을 겪게 될까요?

일단 이런 것들을 조사해 보니 이제까지 출판된 책이나 인터넷에서 찾을 수 있는 정보는 증상을 의료 종사자나 보호자 시점에서 설명한 것뿐, 중요한 '당사자'의 시점에서 심경이나 힘든 점을 정리한 정보는 거의 찾아볼 수 없었습니다.

이 중요한 정보가 부족해서 치매에 관한 지식이나 이미지가 한쪽으로 치우치고, 치매가 있는 분 본인이나 주변 사람들의 생활에도 어려움이 따르게 됩니다.

"불편한 게 있기는 한데 말로 잘 설명할 수가 없어."
– 치매가 있는 사람의 마음

"어떤 상태인지 도무지 알 수가 없으니 어떻게 하면 좋을지 모르겠어."
– 주위 사람의 마음

이런 간격을 조금이라도 좁힐 수는 없을까? 치매가 있는 분 본인에게 일어나는 일, 치매가 있는 분 본인이 느끼는 점을 더 많은 사람이 이해할 수 있게 하는 것이 이 책을 쓴 가장 큰 목적입니다.

'치매가 있는 분이 사는 세계'를 실제로 들여다보듯

치매가 있는 분이 겪는 문제를 이해하는 일은 간단하지 않습니다. 그래서 저는 치매가 있는 분들을 인터뷰하고 그 '이야기'를 축적하는 것부터 시작했습니다. 인터뷰에 참여해 주신 치매가 있는 분들은 100명이 넘습니다.

그를 바탕으로 치매가 있는 분들이 경험한 사건을 **'여행 스케치'**나 **'여행기'** 형식으로 정리해 이해하기 쉽고, 친근하게 받아들일 수 있는 이야기로 만들었습니다.

그것이 《비로소 이해되는 치매의 세계》입니다.

타면 기억이 점점 사라져 버리는 '미스터리 버스', 사람 얼굴을 알아보지 못하게 되는 '얼굴 없는 사람들의 마을'……. 치매가 있는 분의 머릿속에 들어가면 이 세계가 어떻게 보이는지, 무엇 때문에 곤란한 것인지 알 수 있습니다. '치매가 있는 분이 사는 세계'를 여러분이 체험할 수 있게 해 주는 13편의 이야기를 마련했습니다.

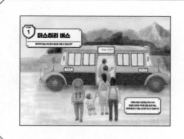
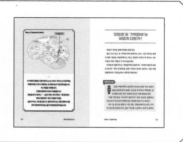

'치매'란 뭔가요?

자, 이제 시작합시다. 치매의 세계 여행을 즐기기 위해 최소한 알아야 할 내용은 이것뿐입니다.

> **치매는 '인지 기능이 제대로 작동하지 않게 되어 생활상의 문제가 발생하고, 일상을 유지하기 어려워진 상태'를 뜻합니다.**
>
> 그리고 인지 기능은 '어떤 대상을 눈·귀·코·혀·피부 등의 감각기관으로 파악해서 그것이 어떻다고 해석하거나, 사고하고 판단하거나, 계산하고 언어화해서 기억에 저장하는 움직임'입니다.

예를 들어 '우리가 밖에서 화장실에 들어갈 때까지의 과정'을 봅시다.

STEP 1 눈으로 지각
걸으며 주위를 둘러보다가 화장실 표지가 눈에 들어오면
→ '화장실 표지가 있네.'

STEP 2 기억을 떠올리고 해석
파악한 정보를 자신의 기억에 비추어 해석한다.
→ '여기가 남자 화장실이네.'

STEP 3 판단과 실행
얻은 정보를 가지고 어떻게 행동할지 판단하고 실행한다.
→ '좋아. 들어가자.'

어떤 행동을 하기까지 우리는 이런 과정을 순식간에 거칩니다. 하지만 인지 기능이 제대로 작동하지 않는다는 건 이런 일련의 과정이 원활하게 이루어지지 않는다는 뜻입니다.

예를 들어 '목욕이 싫어지는' 이유가 뭘까?

"목욕하기 싫어하셔서……." 보호자에게서 자주 듣는 말입니다. 보기에 따라서는 '보살핌을 받기 싫어하는' 것으로도 느껴지는 그 '목욕 거부 이유'는 한 가지가 아닙니다. 그 배경에는 다양한 인지 기능 장애가 있습니다. 예를 들어 볼까요.

1. 온도감각 장애로 온수가 극단적으로 뜨겁게 느껴짐
2. 피부감각 장애로 온수가 끈끈하게 느껴져서 불쾌함
3. 공간 인식이나 신체 기능의 장애로 옷 벗기가 어려움
4. 시간 인식이나 기억의 장애로 이미 목욕하고 나왔다고 생각함

물론 단순히 가족을 번거롭게 하고 싶지 않은 경우도 있겠지요.

이렇게 목욕 장면 하나만 봐도 치매가 있는 분의 심신 기능 장애(심신의 기능 저하·오작동)나 생활 습관, 주거 환경에 따라 어떤 일에 왜 어려움을 느끼는지 달라지는 것입니다.

비로소 이해되는 치매의 세계

치매 양상은 일괄적으로 판단하면 안 됩니다. 그것이 대단히 중요합니다.

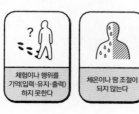

체험이나 행위를
기억(입력·유지·출력)
하지 못한다

체온이나 땀 조절이
되지 않는다

이 책에서는 치매로 인해 생활에서 어려움을 겪는 상황마다 배경이 되는 심신 기능 장애를 치매가 있는 분 본인의 시점에 따라 44가지로 정리했습니다. 13가지 이야기 안에 왼쪽과 같은 아이콘이 등장해 곤란해하는 이유를 알려줍니다.

또 13가지 이야기 다음에는 한 가지 심신 기능 장애가 일상에서 여러 어려움을 불러일으키는 사례를 정리했습니다. 언뜻 보면 관계없는 문제가 사실은 같은 원인에 의해 일어난다는 것을 알 수 있습니다.

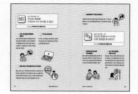

왜 그런 행동을 하는 거지? 행동의 '이유'를 이해하는 것이 본인과 보호자에게 좋다

'할 수 있는 것'도 '할 수 없는 것'도 사람마다 다릅니다.

예를 들어 이미 사 둔 식빵을 몇 번이고 또 사는 등 일상의 작은 실수 같은 것들. 하지만 식빵을 너무 많이 사 버린 건 단순히 '전에 샀던 걸 잊어버려서'일 수도 있고, '찬장 문을 닫아서 식빵이 보이지 않게 되자 그 기억이 사라져 버려서'일 수도 있어 원인은 다양합니다.

실수 자체만 보면 '치매가 있는 분은 물건을 직접 사지 못하게 한다'는 행동 제한을 걸 수 있지만, **그 배경이 되는 이유를 알게 되면 대응 방법이 달라집니다.**

구매 리스트를 만들고, 물품들을 꼭 보이는 장소에 두고, 찬장 문을 아예 떼어 버린다든지…….

이렇게 대응하는데도 '나아지질 않네', '알 수가 없네'와 같이 엇갈리는 일은 일어날 것입니다.

하지만 그런 어긋남을 줄여 나갈 수 있으면 치매가 있는 분 본인도 주위 사람도 점점 더 편해지겠지요.

치매에 관해 공부를 좀 더 하면 지금과 같은 생활을 지속해 나갈 수 있습니다. 나아가 치매가 있는 분 본인의 존엄성을 지키고, 인지 기능이 더 떨어지는 것도 막을 수 있습니다.

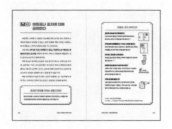

이 책 후반부에 이 공부를 돕기 위해 '치매와 함께 살아가기 위한 지혜를 배우는 여행 가이드'를 마련하였습니다. 치매와 함께 살아가는 데 필요한 마음가짐, 정보, 수단 등을 소개하고 있습니다.

《비로소 이해되는 치매의 세계》 책이 나온 것을 기뻐해 주신 건 다른 누구보다 치매가 있는 분 본인들이셨습니다.

내 입으로 말해 봤자 제대로 설명을 못 하고,
이해시킬 수도 없었는데 이 책을 읽어 보라고
주니 "아아, 이런 일이 일어나는구나" 하고
알아주는 사람이 늘어나서 기뻤다.

또 치매가 있는 분의 가족들도 이런 감상을 주셨습니다.

우리 가족은 어머니에게만 보이는 세계를
이해하고, 편안하게 모실 수 있는 힌트를
찾고 있었어요. 이 책 덕분에 어머니의 세계를
아주 쉽게 이해할 수 있었어요.

이 책만으로 치매의 모든 것을 알 수 있게 되지는 않겠지요. 하지
만 치매가 있는 분에게 어떤 세계가 펼쳐지는지 배우고 나면 자신
이나 자신의 소중한 사람에게 어떤 일이 일어나는지 상상하기 쉬워
질 것입니다.

치매와 함께 행복하게 살아가는
내일을 맞이하기 위해

치매는 '현재 시점'에서는 의학적인 치료 방법이 알려지지 않은 것이 사실입니다.

그러나 '본인 시점'에서 치매를 공부하고, 어떤 이유에서 일상생활이 곤란해지는지 알아내게 되면 **'어떻게 치매와 함께 살아갈까', 즉 '치매를 대하는 방식'이나 '주위의 환경'은 바꿀 수 있습니다.**

접근 방식이나 주위 환경을 바꿈으로써 곤란한 일 자체가 발생하지 않을 수도 있습니다. 해결할 수 있는 난제도 있는 거지요.

'병'을 진단하고 '증상'에 대처하는 의료·돌봄 중심의 접근이 아니라 '사람'을 보고 함께 '생활'을 다시 만들어 간다. 이런 시각의 접근 방식도 있을 법합니다.

치매가 있는 분이 사는 세계를 더 잘 알고 싶어 하는 사람, 초고령 사회인 오늘날 그 세계를 상상할 수 있는 사람들이 늘어날수록 달라지는 일도 생길 것입니다.

치매와 함께 행복하게 살아갈 미래를 만드는 계기가 되었으면 좋겠다. 그런 마음으로 이 책을 만들었습니다.

이 책이 자신과 자신에게 소중한 사람과의 생활을 함께 만들어 가는 입문서가 되었으면 좋겠습니다.

PART 1
치매의 세계를
여행하는 법

당신은 치매의 세계를 여행하는 여행자.
이 이야기에 등장하는 사람은
가공의 주인공도
알지 못하는 누군가도 아닌,
'지금보다 약간 더 미래의 당신'이거나
'당신의 소중한 가족'입니다.
치매의 세계 여행, 시작합니다!

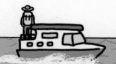

미스터리 버스

목적지가 없는 버스에서 당신은 내릴 수 있습니까?

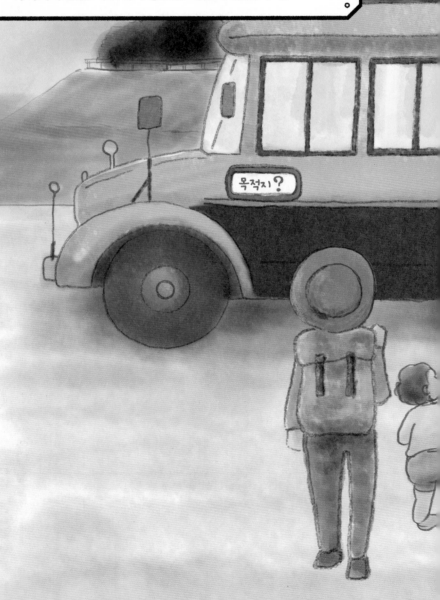

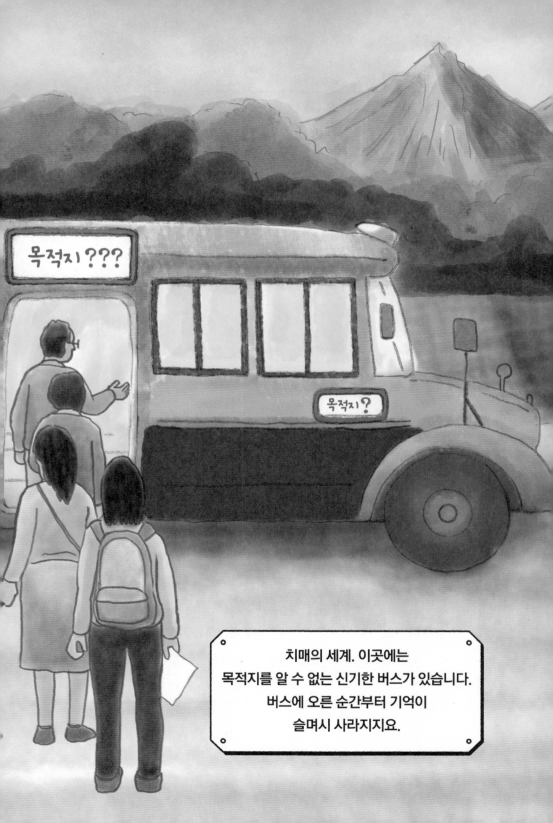

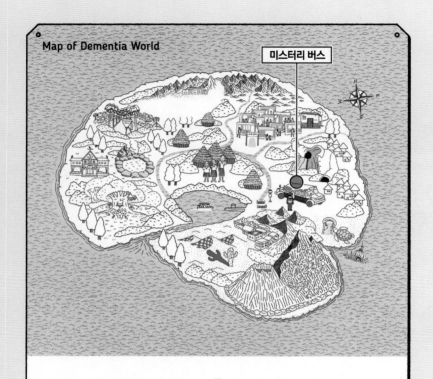

Map of Dementia World

미스터리 버스

이 세계의 관문인 디멘시아(Dementia: 영어로 '치매'라는 뜻) 항구에는
여행자라면 누구나 이용하는 섬 유람 버스가 기다리고 있습니다.
자, 여행을 시작합니다.
차례로 올라타니 버스가 출발합니다.
창밖을 보고 있자니…… 금세 '어라, 여기가 어디?', '왜 탔더라?',
'어디서 탔더라?' 하고 고개를 갸우뚱.
실은 이 버스, 지나온 길(과거), 현재 위치(지금), 여행 계획(미래)을
몽땅 잊어버리게 하는 불가사의한 탈것이었습니다.

　　　　　　　　　　　　　　　　　　　비로소 이해되는 치매의 세계

'건망증'과 '기억 장애'는 어떻게 다른가?

사람의 기억은 원래 정확하지 않습니다.

방금 보고 들은 걸 기억해 내지 못하기도 하고, 약속 시간을 잊어서 다른 사람을 바람맞히기도 하고, 익숙한 단어가 입 밖으로 나오지 않고 맴돈 경험은 누구나 있습니다.

이것들은 일반적으로 '건망증'이라 불립니다. 치매의 대표적 증상의 하나가 '기억 장애'인데, 대체 '기억에 장애가 있다'는 것은 어떤 상태일까요? 건망증과는 어떻게 다를까요?

여행자의 소리

 낯선 여행지에서 전철이나 버스를 타면 지금 어딘지 몰라 불안하여 내릴 곳을 몇 번이고 확인하는 일은 없습니까? 요즘 저에겐 일상이 되어 버렸습니다.

'내릴 정류장을 지나치지 말아야지' 하며 정신을 집중하고 버스를 타지만 이상한 일이 자꾸 일어나네요.

어느 날, 출근을 위해 늘 가는 버스 정류장에서 늘 타는 시간에 버스에 올랐습니다. 물론 익숙한 노선이고 어디서 내려야 할지 알고 있습니다.

　회사까지는 20분 정도 걸리지만, 그날은 피곤했던지 버스 안에서 흔들리다가 잠깐 졸았습니다.

　문득 정신이 들었을 때 **지금 내가 어디에 있는지, 어디로 가는지, 어디서 탔는지 아무 생각도 안 났습니다**(28쪽). 즉 과거도 현재도 미래도, 모든 기억이 갑자기 싹 사라진 겁니다.

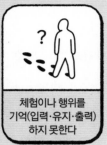

체험이나 행위를
기억(입력·유지·출력)
하지 못한다

　'바깥 풍경이나 건물을 보면 생각이 나겠지' 하고 창밖을 두리번거렸는데 뭘 봐도 아무 생각이 나지 않았습니다. 마치 본 적도 없는 장소에 와 버린 것 같았습니다. 대체 이 버스는 어디로 가는 거였지?

　정류장을 몇 개나 지나치자 주위 승객들도 차차 줄어들었습니다. 하지만 저는 어디서 내려야 할지 끝까지 알 수 없어서 그대로 버스 종점까지 가고 말았습니다.

　종점에서 친절한 운전기사와 얘기하던 중 "혹시 정액권을 갖고 계시나요"라는 말을 듣고 찾아보니 있었습니다. 그제야 제가 원래 가려던 곳을 알 수 있었습니다.

　그 뒤 되돌아오는 버스를 탔습니다. 엄청나게 지각을 하고 말았지만 간신히 회사에는 도착할 수 있었습니다.

'회사에 출근하던 나'
자체를 잊는다

'내릴 정류장'뿐 아니라 아예 '회사에 출근 중이라는 사실 자체'를 잊는다. 그것이 기억 장애의 특징입니다. 예를 들어 '3월 3일 오후 6시 – 친구와 식사' 약속을 했다고 합시다. 그런데 그날 아침부터 바빠서 7시에 친구에게서 전화를 받고 나서야 약속이 기억났다. 이것은 '건망증'입니다.

한편 7시에 친구에게서 전화를 받았을 때 약속했던 것 자체가 기억나지 않는다. 이것이 '기억 장애'입니다.

보통 건망증은 '약속 자체'는 생각납니다. 하지만 기억 장애는 '내가 생각하고 있었다, 행동했다'는 것 자체를 잊어버리는 경우가 많습니다. 수첩에 약속을 적어 놓고도 적었다는 사실을 떠올리지 못하고, 그 약속이 실제로 존재한 것인지도 확신할 수 없게 됩니다.

여행자의 소리

아내와 함께 버스를 탔을 때의 일입니다. 운전기사가 "다음은 시청 앞. 시청 앞. 다음엔 시청 앞에 정차합니다"라고 세 번이나 내가 내릴 장소를 알렸습니다. '흠,

다음은 시청 앞인가' 하고 생각했습니다. 그런데 **내가 내려야 할 정류장이라는 생각은 전혀 들지 않았습니다**(30쪽). 그때는 아내가 하차 버튼을 눌러 줘서 특별히 문제가 생기진 않았지만요.

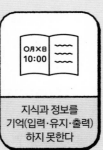

지식과 정보를 기억(입력·유지·출력) 하지 못한다

그 뒤로 혼자 탔을 땐 잘못 내리는 일이 없도록 정류장을 하나하나 확인해 나갔어요. 그 덕인지 중간에 잊어버리는 일 없이 순조로웠습니다.

그래요. 드디어 내가 내릴 정류장이 다가왔습니다. '좋아! 내리자!' 그러고는 하차 버튼을 누르려고 했습니다. 그런데 **왠지 팔이 눈앞의 버튼 쪽으로 뻗어지질 않는 겁니다**(31쪽). 머리로는 버튼을 누르려고 하는데도. 마법에 걸린 것처럼…… 실로 미스터리처럼.

자신의 마음(생각· 의도)과 다른 행동을 한다

결국 버튼을 누르지 못하고 그 사이에 버스는 내가 내려야 할 정류장을 무정하게 지나쳤습니다.

'내릴 곳을 절대 잊지 않겠다'는 긴장감이 뇌를 피로하게 해서 '버튼을 누른다'는 지시를 팔까지 전달하지 못한 것인지도 모르지요.

그런 기이한 일이 몇 번이나 생긴 다음에 저는 탈 정류장과 내릴 정류장을 적은 메모를 신분증 목걸이에 끼워 넣고 출퇴

비로소 이해되는 치매의 세계

근했습니다. 메모엔 '치매 때문이니 곤란해하고 있으면 도와 주십시오'라는 내용도 썼습니다.

요즘은 어디서 내려야 할지 모르면 우선 신분증을 보고 확인합니다. 그래도 모르면 메모를 가리키며 "여기까지 가려고 합니다" 하고 주위 사람에게 도움을 청합니다.

그러면 "앞으로 두 정류장만 가면 돼요"라고 가르쳐 주거나, "다음 정류장이에요"라면서 하차 버튼을 눌러 주기도 합니다.

낯을 가리는 편이지만 메모를 가리키면서 말하니 말 걸기도 쉬워지고 이상한 시선으로 보는 사람도 없어서 도움을 잘 받고 있습니다.

버스나 전철에서
내리지 못하는 이유

버스나 전철에서 내리지 못하게 되는 건 '기억 과정' 어딘가에 문제가 생겼기 때문입니다. 기억 장애가 있다 = '기억 과정에 장애가 있다'는 것입니다.

그러면 기억이라는 건 어떤 구조로 이루어져 있을까요? 이해하기 쉽게 학교 시험 공부를 생각해 봅시다. 과목은 과학입니다.

'뉴턴 = 만유인력 법칙을 발견한 과학자'

우리는 이런 지식이나 정보를 머릿속에 집어넣고(입력), 그 지식을 시험 칠 때까지 저장해 두고(유지), 시험 문제로 나왔을 때 꺼내서(출력) 답을 써냅니다.

이 입력 → 유지 → 출력이라는 일련의 과정을 '기억'이라고 부르는 것입니다.

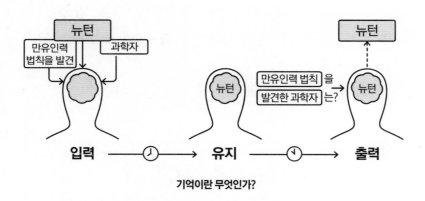

기억이란 무엇인가?

버스나 전철에서 내리지 못했다면 이 과정의 하나 혹은 여러 부분에서 장애가 생겼기 때문입니다.

첫째로 **목적지 정보를 확실히 '입력'하지 못하는 장애**입니다. 눈으로 보고 귀로 들어도 정보가 머리를 그대로 통과해 버리거나, 자신이 기억할 수 있는 형태로 변환시키지 못해서 머릿속으로 들어가지 않는 것입니다.

비로소 이해되는 치매의 세계

전화로 "시청 앞에서 만나자"는 말을 들으면 사람들은 대개 그 말을 '시청=도시의 중심지'라는 의미를 지닌 정보로 변환합니다. 이 변환이 제대로 이루어지지 않으면 말은 단순히 소리의 나열일 뿐이라서 머릿속으로 잘 들어가지 않습니다.

그뿐만 아니라 '시청 앞=만날 장소'라는 정보도 함께 입력될 필요가 있습니다. '시청 앞'만 기억하고 있으면 그게 어떤 정보인지 알 수 없어서 사용할 수 없는 것입니다.

둘째로 **필요한 정보를 '유지'할 수 없는** 장애입니다. 버스 번호나 전철역 출구 번호를 기억했다 싶다가도 곧 잊어버리고 마는 거지요. 그런 감각입니다.

셋째로 **계기가 있어도 정보를 '출력'할 수 없는** 장애입니다. 유지하고 있던 기억을 떠올리려면 뭔가 계기가 필요합니다. 버스 정류장 이름이 기억나지 않다가도 차내 안내 방송을 들으면 기억이 떠오를 때가 있지요.

하지만 '흠, 다음은 시청 앞인가' 하고 생각하면서도 자신이 내려야 할 정류장이라는 생각은 전혀 들지 않았다는 에피소드가 보여주고 있듯이 인지 기능에 장애가 생기면 그 기억 과정이 정상적으로 작동하지 않게 되는 것입니다.

끝으로 **입력 → 유지 → 출력이란 일련의 흐름 다음의 '행동'** **장애**입니다. 내릴 장소가 어딘지 알고 있지만 왠지 팔을 버튼 쪽으로 뻗을 수가 없었다는 에피소드처럼 뜻대로 몸을 움직일 수 없는 경우가 있습니다.

단순히 '깜빡깜빡한다'는 표현만으로 뭉뚱그릴 수 없는 사건들이 이동할 때뿐만 아니라 일상적으로 일어나곤 해요.

　　어느 날, 저녁을 준비하고 있었습니다. 먼저 된장국을 끓이려고 냄비를 불에 올리고, 오늘은 뭘 만들까 하며 냉장고를 열었습니다. 다진 고기가 눈에 띄어 '이걸 사용해야지' 생각했는데 **메뉴가 전혀 기억나지 않았어요(30쪽).** 본래 요리하기를 좋아하기도 했고, 레퍼토리야 햄버그스테이크나 마파두부 등 다양한데······. 그때는 머릿속에 단 하나의 요리도 떠오르질 않았습니다.

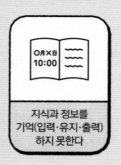

지식과 정보를
기억(입력·유지·출력)
하지 못한다

익히 알고 있는 조리법이 떠오르지 않는 이유

　　지금까지 만든 적이 있는 요리에 대한 정보는 아마 뇌 속 어딘가에 저장되어 있겠지요. 그런데 기억은 **서점의 책장처럼 찾기 쉽게 장르별로 정리되어 있지 않습니다.**

여느 때라면 냉장고를 열었을 때 눈에 들어온 '다진 고기'라는 검색어를 계기로 '햄버그스테이크'나 '마파두부'라는 정보를 출력할 수 있었겠지만, 인지 기능에 장애가 생기면 **검색어로 원하는 정보를 찾는 데에 문제가 생깁니다. 조리법을 떠올리지 못하게 되는 겁니다.**

한편 '다진 고기'를 보고 기억이 나지 않아도 손으로 주물럭거리는 동안에 고기의 촉감(촉각), 냄새(후각)가 계기가 되어 '햄버그스테이크'나 '미트소스스파게티' 같은 요리가 떠오를 수도 있습니다.

결론적으로 '익히 알고 있는 조리법이 생각나지 않는다', '버스나 전철에서 내리지 못했다'처럼 얼핏 보면 각기 다른 **고충 뒤에는 '지식과 정보 또는 체험이나 행위를 기억**(입력·유지·출력)**하지 못한다'라고 하는 똑같은 기억 장애가 있는 것입니다.**

다음 쪽에는 이 에피소드에서 아이콘 모양으로 등장했던 '심신 장애'와 그 장애로 인한 생활의 어려움을 한눈에 볼 수 있게 정리했습니다. 본인이나 가족, 주위 사람들의 고충이나 생활환경을 돌아보며 참고해 주십시오.

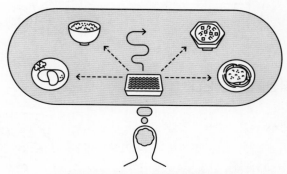

머릿속에 있는 원하는 정보를 끄집어내지 못한다

심신 기능 장애 _ 01

체험이나 행위를 기억(입력·유지·출력)하지 못한다

☑ 체크 **이 장애로 인한 생활의 고충**

☑ 불 위에 뭔가를 올려 두고 잊어버린다

가스레인지에 물 주전자를 올려 둔 걸 까먹어서 물이 끓어 넘쳐흘렀다. 거실에 있는데 삐익 하는 주전자 소리가 나 당황해서 급히 불을 껐다. 불에 뭔가를 올려 뒀다는 걸 완전히 잊어버렸다.

☑ 세탁이나 요리하던 걸 잊는다

스스로 세탁기를 돌려 놓고도 빨래가 끝났다는 신호음이 들리면 '무슨 소리지?' 하는 생각이 든다. 다음 날 세탁기를 열어 보니 쪼글쪼글해진 세탁물이 있어서 전날 세탁기를 돌렸다는 걸 알게 됐다.

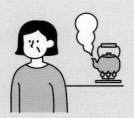

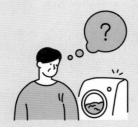

☑ 돈을 인출한 걸 잊는다

스스로 계좌에서 돈을 인출한 뒤 잊어버려 다음 날 통장을 보고 전혀 기억에 없는 출금이라고 착각한다. 가족 누군가가 꺼내 간 게 아닌가 하는 의심이 생기기도.

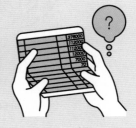

자신이 주문한 걸 잊는다

내 앞으로 온 택배를 받았지만 열어 봐도 어떻게 오게 된 물건인지 알 수가 없었다. 홈쇼핑에서 구입한 것이었는데 샀다는 것 자체가 기억나지 않았다.

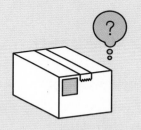

 ## 몇 번이나 같은 말을 반복한다

같이 살고 있는 가족이나 친구에게 몇 번이고 같은 말을 한다. 옛날 즐겁게 보냈던 추억이나 업무에서 척척 활약한 이야기 등은 특히 자주 반복한다. 하루에도 몇 번이나 같은 얘길 하기도 한다.

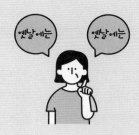

 ## 완료한 일이 무엇인지 헷갈린다

자신이 끝낸 일이나 처리한 서류가 어떤 건지 구분하지 못한다. 앞으로 해야 할 일과도 구별이 안 된다. 완료한 일에 표시를 해 보지만 했던 기억이 나지 않아서 불안하다.

심신 기능 장애 _ 02
지식과 정보를 기억(입력·유지·출력)하지 못한다

☑️ **체크** 이 장애로 인한 생활의 고충

 식단과 조리법이 떠오르지 않는다

다진 고기로 요리를 하려는데 아무것도 생각나지 않았다. 다음 날 마파두부가 떠올랐지만 다른 요리는 전혀 생각나지 않았다. 식재료를 보고 며칠치 식단을 짜는 일도 어렵다.

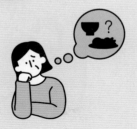

 약 먹는 걸 잊는다

약 먹는 것 자체를 잊어버린다. 눈앞에 약이 있어도 내가 먹어야만 하는 약이라는 생각이 들지 않는다

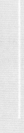
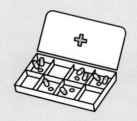

 내릴 역이나 목적지를 잊거나 착각한다

집을 나서는 순간 목적지를 잊어버리거나, 차에 타고 있을 때는 내릴 곳을 지나쳐 버린다. 또 내릴 곳이 아닌데 착각해서 내리기도 한다. 가기로 한 역에 제대로 내렸는데도 처음 온 장소 같은 위화감을 느끼기도.

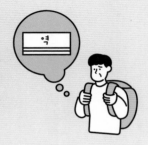

상품 정보가 기억나지 않는다

직장에서 필요한 신상품 정보를 몇 번이나 봐도 기억나지 않아서 직접 쓴 메모를 들여다봐도 그게 뭔지 확 떠오르지 않는다.

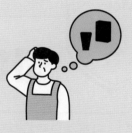

 심신 기능 장애 _ 03

자신의 마음(생각·의도)과
다른 행동을 한다

 체크 이 장애로 인한 생활의 고충

 무심코 남의 음식을 먹어 버린다

배가 고플 때 눈앞에 좋아하는 음식이 있으면 남의 거라도 어느 틈엔가 입으로 가져가고 만다. 주의를 받으면 흠칫하지만 스스로도 왜 먹었는지 설명할 수 없다.

 버스 하차 버튼을 누르지 못한다

버스에서 어디서 내려야 할지 알고 있어도 버튼을 누르지 못하는 경우가 있다. 미리 손을 움직이려고 강하게 의식을 집중하지 않으면 누르지 못할 때도 있고, 너무 의식해서 손이 움직이지 않을 때도 있다.

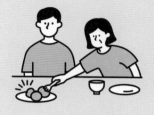

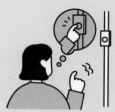

화이트아웃 계곡

안개 속으로 사라진 절경을 머릿속에 강렬하게 되살릴 수 있을까!

MEMORY

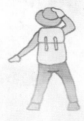

치매의 세계. 이곳에는 짙은 안개와 구름이
세상과 함께 그 기억마저 새하얗게
지워 버리는 환상의 계곡이 있습니다.

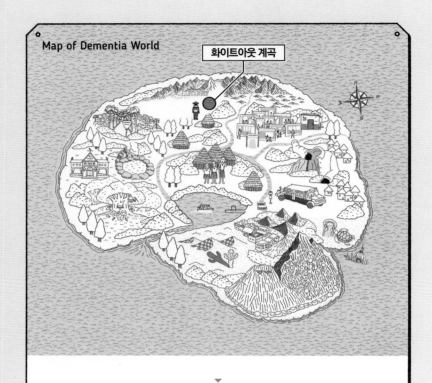

Map of Dementia World

화이트아웃 계곡

여행에서 처음 도착한 곳은 세계적 명소인 화이트아웃 계곡.

날이 맑으면 계절마다 다른 절경이 펼쳐집니다.

하지만 이곳 날씨는 매우 불안정합니다.

한번 날씨가 나빠지면 눈 깜빡할 사이에 짙은 안개가 끼고

눈보라가 휘몰아쳐 눈앞이 온통 새하얗게 바뀝니다.

그와 동시에 눈에 담았던 절경의 기억은 흔적도 없이

자취를 감추고 맙니다.

……그것이 사람들에게 이곳이 '환상의 계곡'으로 불리는 이유입니다.

'눈'과 '기억'은 놀라울 정도로 밀접한 관계가 있다

우리는 상상 이상으로 눈에 의지해 살고 있습니다.

싸구려 와인도 고급 브랜드 병에 담으면 최상급 맛으로 느껴집니다. 꼭 해야 할 일도 어딘가에 메모해 두지 않으면 그만 잊어버리고 맙니다. 좋아하는 옷도 옷장 깊숙이 넣어 두면 그 존재를 잊어버려 오랫동안 방치되기도 하지요.

시각과 인간의 인지 그리고 기억은 밀접한 관계가 있습니다. 찬장, 문, 냉장고…… 이처럼 작은 화이트아웃 계곡은 일상 곳곳에 존재합니다.

여행자의 소리

쇼핑을 하다가 화장실 휴지가 떨어진 게 생각났습니다. 그래서 사 들고 왔는데…….

집에 돌아와 화장실 수납장을 열어 보니 휴지가 한가득! '응? 이렇게 많이 있었나?' '언제 누가 사 놨나?' 하지만 내가 그랬다는 기억은 전혀 나지 않았어요.

'남편이 샀네' 하고 투덜거렸는데 그게 아니라 글쎄 지난주에도 내가 화장실 휴지를 사다 놓은 것입니다. 정말 믿기지 않지만 내가 몇 번이나 착각해서 사 왔던 거지요.

수납장 문을 열면 휴지가 엄청나게 쌓여 있는 걸 분명 볼 수 있었을 텐데……. **문이 닫혀 있어서 눈에 보이지 않으니 기억에서도 그 존재 자체가 완전히 사라져 버렸던 겁니다.**

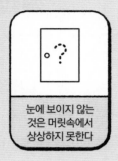

눈에 보이지 않는 것은 머릿속에서 상상하지 못한다

화장실 휴지를 몇 번이고 사게 되는 이유

이미 산 물건을 또 사는 데에는 여러 이유가 있을 것입니다.

첫째는 단순히 자신이 샀다는 행위 자체를 잊어버린다(입력·유지·출력하지 못한다)라는 기억의 문제입니다(16쪽 '미스터리 버스').

둘째는 예전부터 정기적으로 해 온 습관이거나 특별한 추억이 있거나 애착이 있는(반대로 애먹는) 경우 또는 그 행위를 하지 않으면 안 된다는 강한 생각이 빈번히 떠오를 때 일어납니다. '화장실 휴지가 떨어져서 무척 곤란'했던 경험이 있으면 그 기억이 계속 되살아나는 것입니다(44쪽 '걷고 싶은 동네').

셋째는 이번 이야기의 주제인 **시각 정보에 의존**하기 때문에 생기는 일입니다. 인지 기능의 장애로 인해 **'눈앞에 보이지 않는 것 = 존재하지 않는 것'**으로 간주하는 경우입니다.

화장실 수납장에 쌓인 휴지가 보일 때는 '충분하다'고 생각하나 문을 닫는 순간 그 존재가 기억에서 사라져 버립니다. 본인에게는 '없는 물건'이 되니까 전에 여러 번 샀다는 느낌이 들지 않습니다. 평소처럼 없는 물건을 사서 채워 넣어야 하는 거지요.

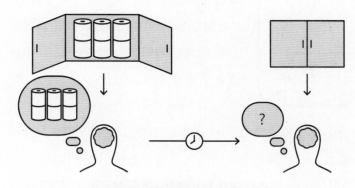

눈에 보이지 않는 물건은 존재하지 않는다

비슷한 일이 직장에서도 일어났습니다.
어제 하던 데이터 입력 작업을 계속하려고 PC를 켰습니다. 그런데 작성하던 문서가 보이지 않았습니다.

모니터에 몇 개인가 폴더는 나열되어 있는데, 그 **안에 무엇이 들어 있는지 전혀 생각나지 않는 겁니다**(42쪽). 이런 일은 처음이라서 머릿속이 하얘졌습니다. 처음부터 끝까지 모든 폴더를 일일이 열어 확인하고서야 겨우 그 문서를 찾을 수 있었습니다.

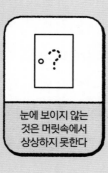

눈에 보이지 않는 것은 머릿속에서 상상하지 못한다

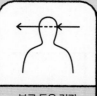

보고 들은 것과 생각한 것이 순식간에 기억에서 사라진다

그런데 이번에는 **종이에 적힌 자료를 PC에 입력하려는데 방금 확인했던 수치가 기억이 나지 않았습니다**(41쪽). 자료와 입력 화면을 계속 번갈아 확인하지 않으면 도무지 작업을 진행할 수가 없었습니다.

그 뒤 어찌어찌해서 그날 일을 마치고 장을 봐서 집으로 돌아왔습니다. 그리고 방금 사 온 고기와 채소 등을 냉장고에 집어넣고 문을 닫았습니다. 그런데 불가사의하게도 **그 순간 내가 지금 냉장고에 뭘 넣었는지, 냉장고에 뭐가 들어 있는지 생각이 나지 않는 겁니다**(42쪽). 지금 이 손으로 반찬거리를 집어넣었는데……. 별수 없이 냉장고를 다시 열어서 저녁 식사 준비에 쓸 게 뭐가 있는지 확인할 수밖에 없었습니다.

그 일만이 아니라 최근에는 문을 열지 않으면 안에 뭐가 있는지 떠오르지 않아서 당황하는 경우가 자주 생깁니다.

어느 날 밤에 **화장실에 가고 싶어서 눈을 떴습니다. 일어나서 복도로 나갔는데 화장실이 어딘지 기억나지 않는 거예요**(42쪽). 분명 너무나 익숙한 우리 집인데 어느 문을 봐도 이 문 너머에 뭐가 있는지 이미지가 떠오르지 않았습니다. 문을 하나하나 열어보고 나서야 겨우 화장실을 찾을 수 있었습니다.

요리할 때는 그릇을 꺼내는 것도 고역입니다. **문이 닫혀 있는 찬장을 보면 어디에 어떤 그릇이 들어 있는지 짐작이 가지 않기 때문입니다**(42쪽). 식사 준비를 할 때마다 찬장 문이란 문은 모두 열었다 닫았다 해야 해서 결국에는 식기 건조대에 나와 있는 그릇만 계속 쓰게 되었습니다. 하지만 이 고민은 안이 보이는 통유리 문으로 된 찬장을 샀더니 신기하게도 사라졌습니다.

장 보러 가서 '뭘 사야 하더라?' 하고 생각하는 걸 그만두고, 평소 집에 있는 걸 쓰다가 다 떨어지면 바로 메모해서 '없는 물건 리스트'를 만들었습니다. 부엌에 메모지를 두고 조미료가 떨어지면 바로 적습니다. 장 보러 갈 때는 그 리스트를 꼭 가져갑니다. 그렇게 하니 전처럼 같은 물건을 또 사는 일도 훨씬 줄어들었습니다.

냉장고에 뭐가 들어 있는지
알 수 없게 되는 이유

- PC 폴더 안에 있는 파일이 뭔지 생각나지 않는다.
- 냉장고 문을 닫는 순간 안에 뭐가 있는지 알 수가 없다.
- 문 너머가 무슨 방인지 기억나지 않는다.
- 식기장 안에 뭐가 들어 있는지 상상이 되지 않는다.

사실 **이 모든 것이 같은 이유 때문입니다.**

폴더도 냉장고도 문도 식기장도 열어 보면 무엇이 있는지 알 수 있습니다. 하지만 닫혀서 보이지 않으면 바로 존재하지 않는 것처럼 되는 것입니다.

물론 다시 열어 보면 거기 존재하는 것을 알 수 있습니다. 따라서 치매가 있는 분과 함께 살아가는 세계에서는 시야를 차단하지 않는 생활공간을 만드는 것이 무척 중요합니다.

심신 기능 장애 _ 04

보고 들은 것과 생각한 것이 순식간에 기억에서 사라진다

☑️ **체크 이 장애로 인한 생활의 고충**

 계산한 금액을 기억하지 못한다

점원이 금액을 말해 주거나 계산대의 화면을 직접 눈으로 확인해도 지갑으로 시선을 떨어뜨리는 순간 잊어버리고 만다. 몇 번이고 다시 쳐다보고 확인해야 한다.

 들은 내용을 순식간에 잊어버린다

전화로 약속한 시간과 장소가 전혀 머리에 남지 않는다. 메모를 하려고 해도 '듣기'와 '쓰기'를 동시에 할 수 없다. 전화보다는 문장이 적힌 문자를 받는 게 좋다.

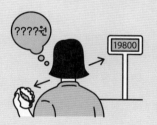

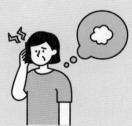

 TV에서 본 내용이 머리에 들어오지도 않고 남지도 않는다

드라마나 영화를 볼 때도 보는 족족 대사가 기억에서 사라져서 이야기를 따라갈 수가 없다. 인물이나 장소 이름도 기억나지 않는다. 장면이 바뀌면 무슨 얘기인지 도통 알 수가 없다.

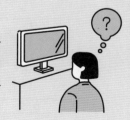

데이터 입력이 어렵다

한 자 한 자 신중히 보지 않으면 문자나 숫자를 PC에 입
력할 수가 없다. 원본 자료와 입력 화면을 계속 번갈아
보기 힘들고, 숫자를 잊어버리거나 이중으로 입력하기
도 한다.

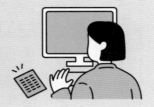

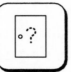

심신 기능 장애 _ 05
눈에 보이지 않는 것은
머릿속에서 상상하지 못한다

☑ **체크** 이 장애로 인한 생활의 고충

 **옷을 걸어 둔 장소를
모른다**

늘 두는 장소에 뒀는데도 문이 닫혀 보이
지 않으면 어디에 어떤 옷이 있는지 모른
다. 찾을 때까지 모든 문을 열었다 닫았
다 하며 확인해야 한다.

 **냉장고에 뭐가 들어 있는지
모른다**

음식물을 넣고 문을 닫는 즉시 안에 뭐가
들어 있는지 기억나지 않아서 몇 번이고
문을 열어서 내용물을 확인한다. 찬장에
서 조미료나 식품을 찾는 것도 고역이다.

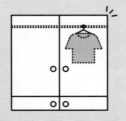

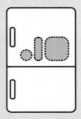

비로소 이해되는 치매의 세계

그릇을 씻고 나서 적절한 장소에 두지 못한다

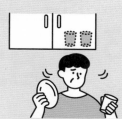

그릇을 씻어 정리하려고 하면 어디에 두어야 할지 모르겠다. 물기 빼는 바구니에 있는 그릇 중에 다 마른 건 치우고, 방금 씻은 그릇은 바구니에 두는 등의 판단이 어렵다.

어디가 화장실 문인지 모른다

내 집인데도 각각의 문 너머가 무슨 방인지 잊어버려서 화장실을 찾지 못하게 됐다. 문이 다 비슷하게 생겨서 더 혼란스럽다. 여러 문을 다 열어 보지 않으면 화장실을 찾을 수가 없다.

통장·도장 같은 귀중품 둔 장소를 잊는다

귀중품을 서랍에 넣어 두고는 어디에 있는지 알지 못한다. 집 안의 서랍을 다 열고 내용물을 보지 않으면 찾을 수 없다. 보이지 않으면 잃어버렸다고 생각해서 통장을 여러 번 재발행했다.

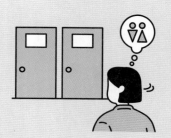

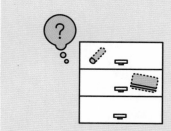

이미 샀다는 걸 잊어서 몇 번이고 다시 산다

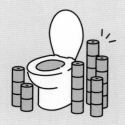

화장실 휴지가 없는 것 같아서 사서 돌아오면 이미 산더미처럼 쌓여 있는 휴지들. 집에 있는데도 기억나지 않고, 사거나 받은 걸 잊어버려서 물건이 자꾸만 늘어 간다.

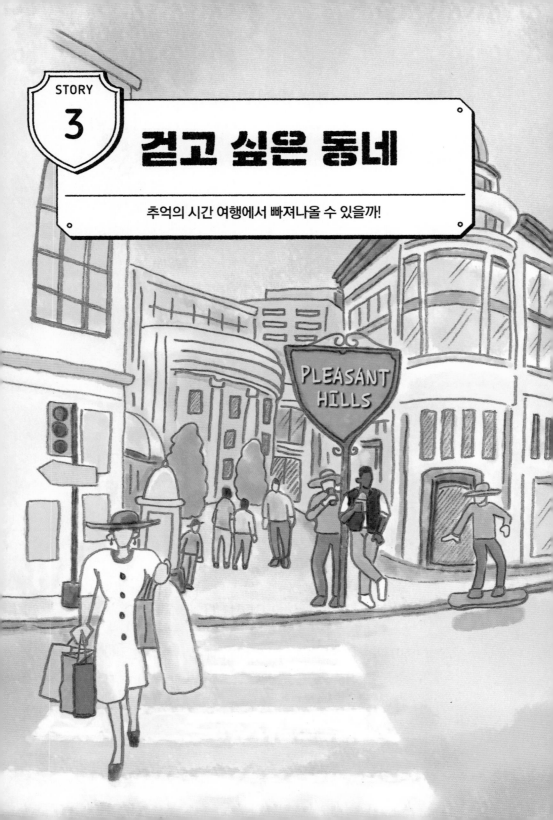

STORY
3

걷고 싶은 동네

추억의 시간 여행에서 빠져나올 수 있을까!

PLEASANT
HILLS

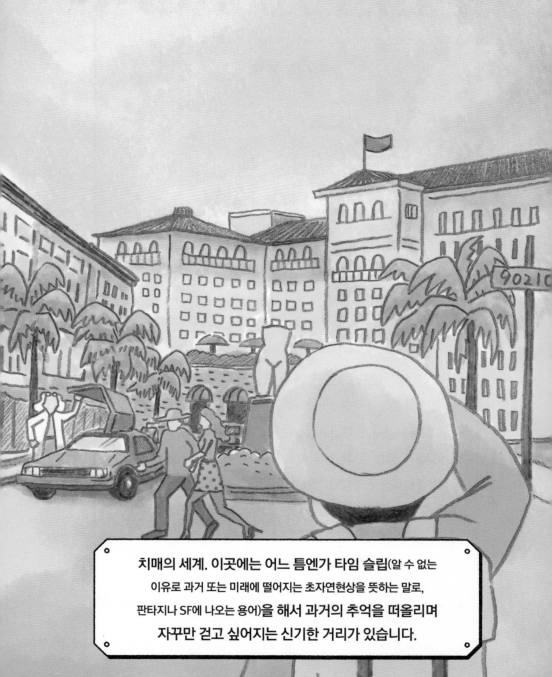

치매의 세계. 이곳에는 어느 틈엔가 타임 슬립(알 수 없는
이유로 과거 또는 미래에 떨어지는 초자연현상을 뜻하는 말로,
판타지나 SF에 나오는 용어)을 해서 과거의 추억을 떠올리며
자꾸만 걷고 싶어지는 신기한 거리가 있습니다.

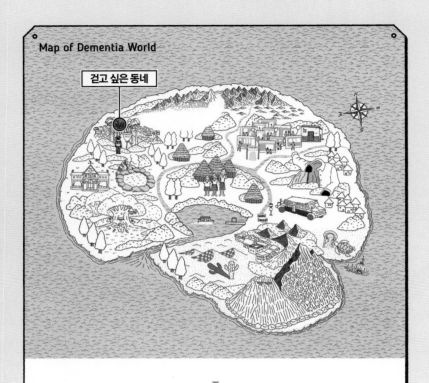

Map of Dementia World

걷고 싶은 동네

경치 좋은 언덕에 자리한 고급 주택가.

신기한 점은 이곳을 방문한 사람은 누구나 '그립네'라는 말을

입에 담는다는 것입니다. 실은 이 거리를 걷다 보면 저마다

잊을 수 없는 추억들이 차례로 밀려든답니다. 형사였던 시절

밤새 잠복근무를 했던 기억. 절세 미녀와 보낸 꿈같았던 하루.

과학자 친구가 발명한 하늘을 나는 스케이트보드를 탔던 기억…….

과거의 추억이 마치 지금 일어나고 있는 일처럼 느껴져

아무 생각 없이 당시와 같은 행동을 하게 되지요.

비로소 이해되는 치매의 세계

그리운 기분이 드는 것뿐 아니라 실제로 타임 슬립을 한다

예를 들어 오랜만에 고향에 왔다고 합시다. 느긋하게 걷다 보면 '여기는 소꿉동무들과 놀았던 공원, 저기는 학교 마치고 들렀던 가게로군……' 하고 거리 풍경에 자신의 기억을 겹쳐 보게 되지요.

그리운 추억에 잠기는 시간은 정말 마음이 편안하고 즐거워서 살짝 타임 슬립을 한 듯한 기분이 듭니다. 사람의 기억은 사소한 계기로도 생생하게 살아나 감정이나 행동에 강하게 영향을 미칩니다. 그런데 혹시 과거와 현재를 구별하지 못하게 된다면……?

여행자의 소리

오늘 아침 일어나 '앗, 지각이다. 얼른 회사에 가야지' 하는 생각에 **10년 전에 다녔던 회사로 향하고 말았습니다**(56쪽). 그…… 퇴직한 지 오래인데 말이지요.

버스를 놓치지 않으려고 서둘러 걸어

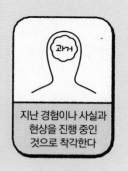

지난 경험이나 사실과 현상을 진행 중인 것으로 착각한다

갔으나 도중에 결국 **어디로 향하고 있는지를 잊고 말았습니다**(28쪽).

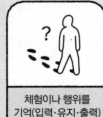

체험이나 행위를 기억(입력·유지·출력)하지 못한다

당황하다가 '집으로 돌아가야겠다'고 생각했습니다. 하지만 빈손으로 나왔지, 돌아가는 길도 알 수 없고 어찌할 바를 모르겠더군요. 부끄러워서 '우리 집이 어디일까요?'라고 물어볼 수도 없었습니다. 어쨌든 '눈에 익은 풍경이 보일지도 모른다' 싶어서 이리저리 돌아다니다가 이웃 사람을 만나 가까스로 집으로 돌아왔습니다.

요즘은 이런 식으로 마치 타임 슬립을 한 것처럼 갑자기 과거의 나로 돌아가, '어떻게든 나가지 않으면 안 돼'라는 생각으로 현관문을 열고 나서는 경우가 종종 있습니다.

아침에만 그러는 것도 아닙니다. 저녁 식사를 마치고 나서 '슬슬 저녁거리를 사러 나가야지' 하고 시장에 가기도 합니다.

사실 가까이 사는 딸이 매일 와서 저녁을 해 주고 가기 때문에 직접 장 보러 나갈 필요는 없는데

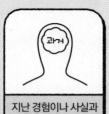

지난 경험이나 사실과 현상을 진행 중인 것으로 착각한다

도 여전히 **그 시간이면 딸과 아들을 위해 저녁 식사를 준비해야 한다는 생각에 시장으로 발이 향하고 맙니다**(56쪽).

무엇보다 시장통의 가게 주인들이나 그때 마주치는 이웃과 소소한 이야기를

비로소 이해되는 치매의 세계

나누는 것이 노년의 즐거움이기도 하지요.

먼저 정육점 사장이 "오늘은 이 고기가 좋습니다" 하고 가르쳐 줍니다. 그다음 생선가게에선 제철 생선을 알려줘서 "오늘은 꽁치로 할까" 하고 저녁 반찬 이야기를 하지요. 우체국에서는 창구에 있는 직원과 이런저런 잡담을 나누고, 채소 가게에서는 이웃 사람과 만나 애들 얘기를 하기도 하고. 그리고 집으로 돌아옵니다. 물건 사러 갔다가 빈손으로 돌아오지만 그 정도는 괜찮다 싶네요.

그도 그럴 것이 시장 사람들은 모두 저를 잘 알고 늘 반갑게 맞아 줍니다. 그 시간이 정말 즐겁고 편안해서 무척 소중합니다.

이런 식으로 저는 때때로 타임 슬립을 하면서 그 시절 속을 저답게 걷고 있습니다.

가족은 그런 걸 싫어하기도 합니다. 하지만 저는 아이를 키우던 시절의 추억으로 돌아가 기분도 20대처럼 가볍고 쭉 건강하게 지냅니다. 남들은 이해하기 쉽지 않겠지만 제게는 중요한 일이고 소중한 추억이기 때문에 저는 계속 그렇게 혼자서 외출을 합니다.

다만 누가 그 이유를 물어보면 '아, 왜 걷고 있었지?' 하고 스스로도 이유를 잊어버려서 남에게 설명을 제대로 못 하는 때가 많은 게 좀 아쉽습니다. 가끔은 가족과 함께 예전 이야기를 하며 산책하면 좋겠네요.

목적 없이 돌아다니는 것처럼
보이는 이유

'치매가 있는 분이 배회하는 것 때문에 힘들다'는 이야기를 자주 듣습니다. 하지만 치매가 있는 분이 이유 없이 여기저기 돌아다니는 것은 아닙니다. 집 밖으로 나갈 때는 반드시 뭔가 이유가 있습니다.

일하러 간다, 누군가를 만나러 간다, 물건을 사러 간다, 음악회나 공연을 보러 간다 등 다양한 이유가 있습니다. 그리고 그 행동은 과거의 추억이나 습관에 기인한 것이 대부분입니다.

'일을 그만둔 지금도 일에 집착한다, 계속 신경을 쓴다'는 소리도 자주 듣습니다. 그러나 퇴직한 지 10년이 훨씬 지났다 하더라도 본인에게는 과거의 기억이 마치 지금 일처럼 생생하게 떠오르니 매일 출근하는 게 당연한 것입니다.

그렇습니다. 본인으로서는 진실을 말하고 있을 뿐.

다만 명확한 의도를 갖고 걷기 시작했다 해도 도중에 자신이 왜 외출했는지, 어디로 가고 있는지 잊어버리는 경우가 있습니다. 그래서 외출한 이유를 설명하지 못하기도 하고, 당황해하는 경우도 많아서 주위 사람들의 눈에는 그저 정처 없이 걷고 있는 걸로 보이는 것입니다.

시곗바늘이 밤 10시를 가리키고 있었습니다. '이제 슬슬 집으로 돌아가야겠다' 싶어서 갈 채비를 했습니다.

잠옷 위에 코트를 걸친 뒤 가방에 지갑과 스마트폰을 넣고 "이만 가 보겠습니다" 하고 집주인에게 인사를 했습니다.

그러자 어쩐 일인지 그 사람은 갑자기 화를 내면서 "무슨 소릴 하는 거예요. 여기가 아버지 집이잖아요!" 하며 팔을 잡아끄는 것이었습니다. **여기가 내 집도 아닌데(57쪽)**, 뭐가 뭔지 몰라서 덜컥 겁이 났습니다.

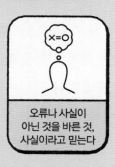

오류나 사실이
아닌 것을 바른 것,
사실이라고 믿는다

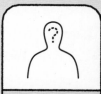

사람 얼굴을 제대로
알아보지 못한다

집주인이라고 생각했던 **그 남자는 제 아들이었습니다. 하지만 당시 저에겐 전혀 그렇게 보이지 않았습니다(85쪽)**. 그도 그럴 것이 제 아들은 귀엽고 배려심이 깊은 아이인데, 눈앞의 남자는 마치 마귀 같은 얼굴로 저를 계속 꾸짖었기 때문입니다.

자기 가족을 남이라고
생각하는 이유

이러한 일이 생기는 데에는 몇 가지 이유를 생각해 볼 수 있습니다.

우선 과거에 살았던 집에 대한 기억이 강하게 떠올라서 지금 사는 집의 기억을 완전히 덮어 버렸기 때문입니다. 우리 집이 아닌 곳에 있다 → 밤이 되었으니 우리 집으로 돌아가야 한다, 이처럼 단순하게 생각하는 것이지요.

또 하나는 공간이나 사람의 얼굴을 인식하는 기능에 장애가 생겨서 그 장소가 본인의 집이라는 걸 인식하지 못하기 때문입니다(76쪽 '얼굴 없는 사람들의 마을').

또 치매가 진행되면서 불안, 고독감, 가족과의 사이가 나빠져서

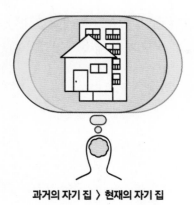

과거의 자기 집 〉 현재의 자기 집

비로소 이해되는 치매의 세계

생기는 스트레스가 '안심할 수 있는 우리 집으로 돌아가고 싶다'는 기분을 유발하는 것도 있습니다. 어느 한 이유 때문이라기보다는 몇 가지 요인이 쌓여서 나타나는 경우가 대부분입니다.

 다음 날, 아들과 크게 다퉜습니다. **저 혼자만 집에 두고 아들 부부와 손자가 백화점에 갔기 때문입니다**(57쪽). 여느 때라면 "같이 가실래요?" 하고 권했을 텐데 따돌림당한 기분이었습니다. 아들은 "생일 선물을 사러 갔던 거예요" 했습니다만 거짓말인 게 분명했습니다.

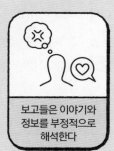

보고들은 이야기와 정보를 부정적으로 해석한다

그다음 날에는 슈퍼마켓에서 계산을 하려다가 지갑 안에 있어야 할 돈이 몽땅 사라진 것을 알게 되었습니다.

집으로 돌아와 아들에게 "지갑에 돈이 없는데 모르니?" 하고 물었습니다. 어제 일이 있어서인지 아들은 "그런 거 몰라요"라며 쌀쌀맞게 대꾸했습니다. 저는 '내가 이렇게 곤란해하고 있는데 함께 찾아 주지도 않다니, 분명 아들이 돈을 훔친 게 틀림없다!'라고 확신했습니다(57쪽).

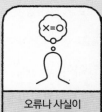

오류나 사실이 아닌 것을 바른 것, 사실이라고 믿는다

"그렇게 나오다니! 네가 내 지갑에서 돈을 훔쳤지!" 하고 따져도 시치미만 뗄 뿐.

점점 더 수상해. 화가 치밀어 올라 또 크게 다퉜습니다. 전에는 아들과 사이가 좋았고 다툼이란 건 모르고 살았는데……

왠지 최근에는 **대수롭지 않은 일로도 짜증이 나거나 갑자기 우울해지는 경우가 많아졌습니다**(59쪽). 아무리 노력해도 생각대로 기분을 조절할 수 없어서 되도록 피로나 스트레스가 쌓이지 않게 하려고 신경을 쓰고 있습니다.

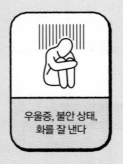

우울증, 불안 상태, 화를 잘 낸다

귀중품이나 돈을 도둑맞았다고 생각하는 이유

아끼는 물건이 있어야 할 장소에 없다면 누군가를 의심하는 건 치매든 아니든 누구나 할 법한 생각 아닐까요?

본인이 돈을 썼기 때문에 지갑이 비었다고 해도 그 물건을 산 기억이 유지되지 않으면 당연히 '돈이 지갑에 그대로 있어야 하는데' 생각하게 됩니다. 경위를 아는 주위에서 보면 우스갯소리나 거짓말을 하는 걸로 보일 수 있지만, **본인 기억으로는 옳은 소리를 하는 것입**니다.

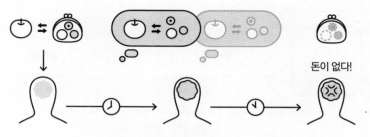

본인으로서는 옳은 말을 하고 있다

그리고 **내가 옳다고 생각하는 것에 대해 '거짓말을 한다', '착 각한다'는 식으로 비난받으면 어떤 생각이 들까요?** 자신도 모르 게 감정적으로 반응하는 게 이해되지요?

감정을 억누르기 어려워 생각한 그대로 입으로 뱉고, 충동적으로 행동에 옮기는 것에는 치매의 영향이 물론 있습니다. 하지만 원인은 그뿐만 아니라 인간관계에서 오는 문제 때문인 경우도 많은 것 같 습니다.

또 앞뒤가 맞지 않는 일이 일어났을 때, **자신이 납득할 수 있는 이유를 만들어 버리는** 경우도 많습니다.

'지갑이 있어야 할 곳에 없다 → 자신은 최근 썼던 기억이 없다 → **누군가 훔친 것이 분명하다**'라고 생각하고 마는 것. 이것은 결코 거짓말을 하는 것도 이치에 맞지 않게 화를 내는 것도 아닙니다.

심신 기능 장애 _ 06
지난 경험이나 사실과 현상을 지금 진행 중인 것으로 착각한다

☑ 체크 **이 장애로 인한 생활의 고충**

 관계없는 이야기를 장시간, 여러 번 반복한다

대화를 나누다가 관계없는 이야기로 주제가 넘어가 버린다. 자신은 관계있는 이야기라고 생각해서 말하는 거지만 주위 사람들은 '이야기가 왜 그렇게 흘러가는지 모르겠다'는 반응.

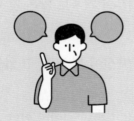

 퇴직한 회사에 가려 하고, 목적 없이 돌아다닌다

수년 전 회사를 퇴직했는데 지금도 회사에 다닌다고 생각하고 매일 아침 출근 시간에 집을 나선다. 또 걷다 보면 왜 집을 나섰는지 잊어버린다.

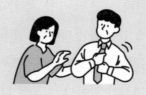

비로소 이해되는 치매의 세계

심신 기능 장애 _ 07
보고 들은 이야기와 정보를 부정적으로 해석한다

☑ 체크 **이 장애로 인한 생활의 고충**

 따돌림당한다고 생각하거나 소외감을 느낀다

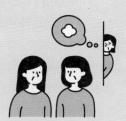

가족이 자신을 두고 쇼핑하러 나가면 따돌림당했다고 느낀다. 나중에 '본인의 생일 선물을 사러 갔다'라는 말을 들어도 절대 거짓말이라고, 자신을 방해물로 여긴다고 생각한다.

심신 기능 장애 _ 08
오류나 사실이 아닌 것을 바른 것, 사실이라고 믿는다

☑ 체크 **이 장애로 인한 생활의 고충**

 돈을 도둑맞았다고 확신한다

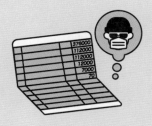

자신이 인출한 건데 통장 기록을 봐도 기억에 없어 누군가가 훔쳐 간 거라고 생각한다. 지갑이 보이지 않으면 가까운 사람을 의심하고 추궁한다.

☑ 다른 장소를 자기 집이라고 생각한다

본인 집에 있다가 '여기는 남의 집'이라고 생각해서 집을 나선다. 자신의 집으로 돌아가려고. 가족과 이야기하고 있다가도 갑자기 나가려고 하거나 가족을 남이라고 착각한다.

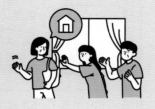

☑ 가족이나 친구를 전혀 다른 사람으로 착각한다

아들을 전혀 모르는 남자로, 자신의 절친을 아버지 친구라고 생각하기도 한다. 지금까지의 추억을 들려줘도 본인의 일이라고 생각하지 못하고 관계를 떠올리지 못한다.

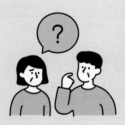

☑ 불필요한 물건을 사느라 낭비한다

TV 홈쇼핑 상품이나 남이 권하는 물건 등을 보는 족족 필요한 물건이라고 생각해서 고액이라도 거리낌 없이 사 버린다. 그럴 때 돈 걱정 같은 건 전혀 하지 않는다.

240,000

비로소 이해되는 치매의 세계

심신 기능 장애 _ 09

우울증, 불안 상태, 화를 잘 낸다

 체크 이 장애로 인한 생활의 고충

☑ 누가 자신에게 해를 끼친다고 생각한다

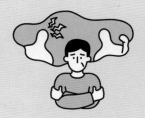

자식이나 아내, 이웃 사람들이 자신을 괴롭힌다고 생각해서 심한 말을 하기도 하고 피하기도 한다. 지금까지 그런 괴롭힘을 당한 적은 한 번도 없었는데도 그렇게 생각한다.

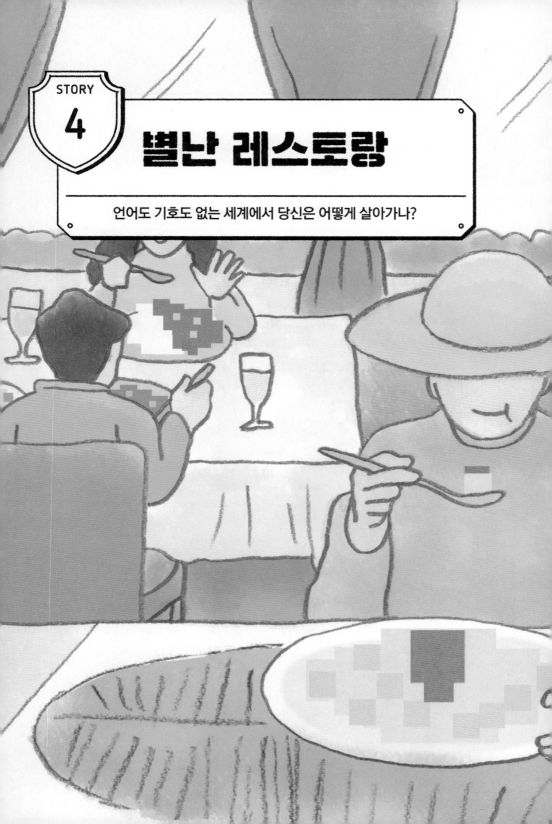

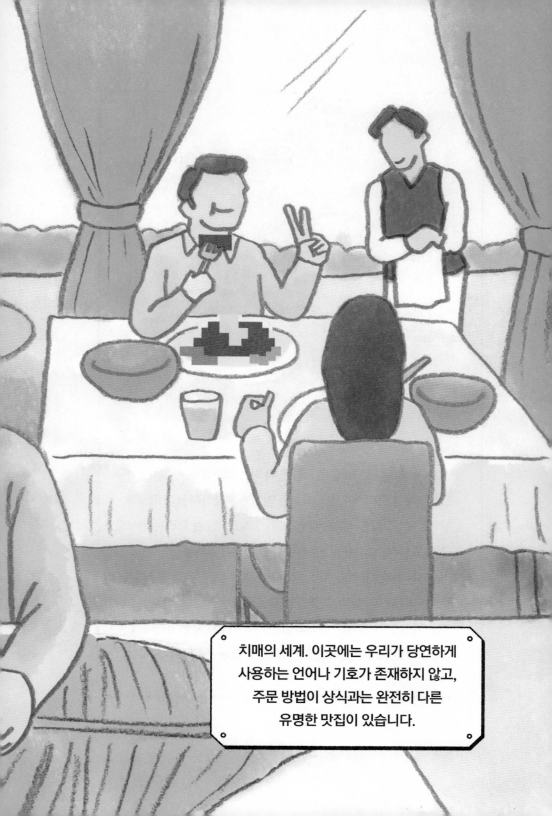

치매의 세계. 이곳에는 우리가 당연하게
사용하는 언어나 기호가 존재하지 않고,
주문 방법이 상식과는 완전히 다른
유명한 맛집이 있습니다.

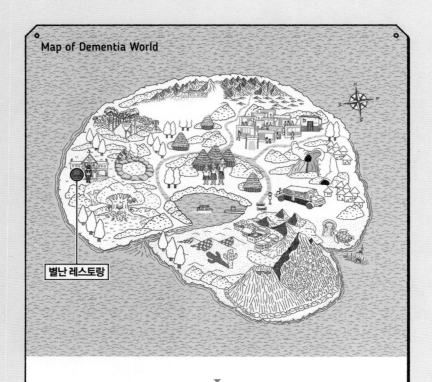

Map of Dementia World

별난 레스토랑

여기는 알 만한 사람은 다 아는 레스토랑.

그 식당에는 요리 이름을 나타내는 언어가 존재하지 않기 때문에

모두 "그거!", "저거!"라고 주문합니다. 그리고 나오는 요리는 한식도

일식도 중식도 양식도 아닌 무어라 표현하기 어려운 것입니다.

또 맛을 나타내는 표현도 "어쩜!"이라는 한마디. 어떤 요리를 먹어도

모두 다 "어쩜!"이라고 만면에 웃음을 띠며 말합니다.

저도 먹어 보니 "어쩜!" 이외의 말은 전혀 떠오르지 않았습니다.

그야말로 말과 글로는 다 형용할 수 없는 체험입니다.

　　　　　　　　　　　　　　　　비로소 이해되는 치매의 세계

생활에서 언어나 기호가 사라진다는 게 이렇게 불편한 것인가!

우리는 세상 만물에 언어라는 기호를 붙여 다른 이와 공유함으로써 커뮤니케이션을 하고 있습니다.

예를 들어 언어를 갓 익힌 유아에게 자동차는 '부릉부릉'이지만, 커 가면서 '차', '자동차'라고 호칭이 바뀌겠지요.

나중에는 자동차 중에서도 자가용과 소방차처럼 용도에 따라, 전기 자동차와 가솔린 자동차처럼 에너지원에 따라 각기 다른 기호(명칭)를 사용해서 구분하게 되지요.

하지만 언어라는 개념은 사실 모호한 것입니다.

차는 영어로는 'car'. 중국어로는 '汽车'라고 불립니다. '汽车'라는 말을 한자 그대로 읽으면 우리말로는 '기차'가 되어 전혀 다른 뜻이 되지요.

해외여행을 가면 이렇게 언어가 뜻하는 의미가 다르기도 하고, 때에 따라서는 전하고 싶은 의미를 나타내는 말이 존재하지 않아서 곤란한 경우도 많습니다.

그러면 혹시 그런 상황이 일상에서도 일어난다면?

최근에 저는 오랫동안 쌓아 온 단어에 대한 개념이 흔들리는 사건을 자주 겪고 있습니다.

어느 날, 10년 이상 써 온 밥솥이 고장 나서 새로 사기로 했습니다. 저는 다소 기계치라서 사용법이 가장 단순한 것을 골랐습니다.

집에 돌아와서는 곧바로 저녁 식사 준비를 했습니다. 쌀을 씻어서 밥솥에 넣고 버튼을 누르려던 참이었습니다. '어라?' 밥솥의 버튼 세 개 가운데 어떤 걸 눌러야 하는지 알 수가 없었습니다.

눈앞에는 '취사'라고 쓰인 버튼이 분명히 있었는데도 도무지 **'취사 = 밥을 만드는 것'이라고 머릿속에서 연결이 되지 않는 것이었습니다**(70쪽). 아마 전에 사용했던 밥솥은 버튼을 누르는 위치가 손에 익어서 무의식적으로 눌렀던 것이겠지요.

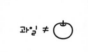

과일 ≠ 🍎

추상적 언어·개념·기호가 나타내는 의미를 떠올리지 못한다

또 어느 날인가는 슈퍼마켓에서 마요네즈를 찾지 못해서 곤란한 적도 있었습니다. 가게의 선반은 조미료, 향신료, 유제품 등으로 분류되어 있었습니다. 그런데 **마요네즈가 조미료의 일종이라는 감이 오지 않아서 그 선반에 있다고는 전혀 생각하지 못했습니다**(70쪽).

이런 식으로 단어와 구체적인 이미지가 연결되지 않는 일은 또 있었어요.

학창 시절 친구가 동창회에 오라는 이메일을 보냈습니다. 거기에는 '시청역 2번 출구에서 만나자!' 고 적혀 있었습니다. **'시청역…… 거기가 어떤 곳이었지?'**(72쪽) 머릿속에서 여러 이미지가 떠돌아다닙니다. 학생이 많은 거리? 세련된 거리였나? 아니면 한적한 주택가? 이런저런 상상을 하며 도착한 시청역 주변은 제 생각과는 전혀 다른 모습이었습니다.

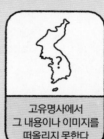

고유명사에서 그 내용이나 이미지를 떠올리지 못한다

사실 이런 일이 때때로 있지만, '뭐, 어떤 장소를 처음으로 방문하는 듯한 놀라움을 몇 번이고 맛볼 수 있으니 재미있기도 하네'라고 생각하고 있습니다(웃음).

'조미료'라고 쓰여 있는 선반에서 마요네즈를 찾지 못하는 이유

'조미료'라는 단어는 설탕·소금·후추 등 여러 유형을 포함하고 있습니다. 우리는 그것들을 정리해서 '조미료'라는 라벨을 붙여서 분류하고 있지요. 하지만 그 분류가 의미하는 것은 사람이나 상황에 따라 달라집니다.

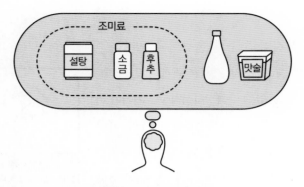

유동적인 카테고리에 속한 개념

그리고 우리는 단어가 지닌 의미를 다양한 체험을 통해 꾸준히 업데이트하면서 살고 있습니다. 조미료라는 단어에서 먼저 연상되는 것은 설탕·소금·후추 같은 것이지만, 음식에 관한 경험을 쌓으면서 간장·술·맛술 같은 것으로 가짓수가 확장되겠지요.

또 통장·도장·여권 같은 중요한 것을 '귀중품', 팬티·내의·브래지어 같은 것을 '속옷'이라고 하는 것처럼 분류의 가짓수도 점점 늘어나 복잡해집니다.

그러나 반대로 인지 기능 장애가 있으면, 그 분류를 뜻하는 단어가 갖는 이미지나 개념이 점차 불확실해지기도 합니다. '조미료 = 음식의 맛을 돋우는 재료'라고 이해할 수 있어도 '조미료 → 마요네즈'라고 바로 떠오르진 않고, 조미료에 마요네즈가 포함된다는 생각도 들지 않는 것입니다.

전에 동창회에 갔을 때의 일입니다. 대화 중에 몇 번이나 "최근에 '거기' 갔는데 말이야……", "학교 다닐 때 자주 먹었던 '그걸' 주문했는데……" 하는 식으로 입에서 나오는 말이 다 **'그거', '이거'뿐이고 구체적인 말이 자연스럽게 나오지 않았습니다**(73쪽).

익숙한 일상 단어·기호의 뜻을 떠올리지 못한다

게다가 친구의 직장 이야기를 들을 때도 내용이 어렵게 여겨져서 '저게 이래서, 이게 그렇게 되어서……' 하며 필사적으로 이해하려고 **머릿속에서 단어를 이리저리 붙이며 정리해 봐도 내용을 알아듣지 못했어요**(74쪽). 저도 하고 싶은 얘기가 무척 많았는데, **왜 그런지 제대로 된 문장으로 표현하지 못해서……**(75쪽).

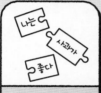
문법과 복수의 단어 조합을 이해하지 못한다

애매한 대답만 거듭하고 있으니까 결국에는 친구가 "술 취했어?"라며 웃어서 "그럴지도" 하고 얼버무렸습니다. 하지만 그날 밤 머릿속엔 친구와의 대화 내용이 계속 맴돌았습니다.

자신의 생각(의사·마음)을 언어로 표현하지 못한다

최근에는 가족과 이야기할 때도 생각한 내용을 잘 정리해서 말하지 못할 때가 많고, "왜 내가 말하고 싶은 뜻을 못 알아듣는 거야!" 하며 종종 엉뚱한 화풀이를 하기도.

머릿속으로 열심히 생각한 끝에 신중히 말하는 건데도 **도무지 맥락 없는 이야기가 되고 맙니다**(75쪽).

아, 최근에는 한자를 이해하지 못하는 경우도 종종 있네요. 나중에 다른 사람이 "이렇게 읽는 거야"라고 알려주면, **'어? 왜 아까는 그렇게 읽히지 않았지?'**(70쪽) 하고 의아하게 생각합니다. 하지만 그때는 그렇게 읽는다는 게 전혀 머리에 떠오르지 않았던 겁니다.

나는

자신의 생각(의사·마음)을 언어로 표현하지 못한다

과일 ≠

추상적 언어·개념·기호가 나타내는 의미를 떠올리지 못한다

생각을 말로 표현할 수 없는 이유

'기억의 문제'라는 게 이유 중 하나입니다. **자신이 말하고 싶은 내용을 떠올리지 못하는 것이지요.**

"인상에 남아 있는 영화는 무엇인가요?"라는 질문을 받았을 때 머릿속에 영상이 희미하게 떠오른다고 합시다. 하지만 제목이나 출연

비로소 이해되는 치매의 세계

자 이름은 생각나지 않습니다. 눈앞에서 이야기하고 있는 친구와 함께 보러 갔던 것 같은 느낌은 드는데 그게 언제였는지, 어디였는지도 떠오르지 않습니다. "그 배우가 나오는, 그 영화……. 그때 거기에 함께 보러 갔었……지?"라고 열심히 전달하려고 하지만 잘 되지 않다 보니 아예 처음부터 전하는 걸 포기하기 쉽습니다.

또 **단어를 상기하는 문제**도 있습니다. **사과를 먹고 싶은데 '사과'라는 말이 나오지 않는** 것입니다.

사람이나 장소 같은 고유명사, 숫자, 추상적인 언어, '조미료'나 '속옷' 같은 분류에 쓰이는 단어, 'ATM' 같은 영어 단어는 특히 떠올리기 어렵습니다.

끝으로 **문장으로 만들기가 어렵다**는 것입니다.

우리들은 '나는(주어) + 사과를(목적어) + 먹는다(동사)'처럼 여러 단어를 조합해서 문장을 만듭니다. 이런 조합을 여러 개 만들어 그 문장끼리 연결함으로써 자신의 의사를 남에게 전달합니다.

이렇게 여러 개의 단어를 떠올려 적절한 순서로 나열하는 것은 극히 고도의 인지 행위이고, 인지 기능에 약간의 문제라도 생기면 제대로 수행하기 힘들어집니다.

심신 기능 장애 _ 10

추상적 언어·개념·기호가 나타내는 의미를 떠올리지 못한다

☑ **체크** 이 장애로 인한 생활의 고충

아날로그 시계를 읽지 못한다

아날로그 시계에서 '긴 바늘이 분, 짧은 바늘이 시간'이라는 것을 남이 알려주거나 스스로 강하게 의식하지 않으면 읽을 수 없다. 의식하면서 읽으려고 하면 너무 지친다.

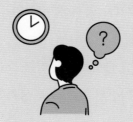

'속옷'이라는 라벨이 붙은 수납장에 팬티가 있는지 모른다

서랍에 '속옷', '양말', '티셔츠' 등의 라벨을 붙여 놓았다. 하지만 팬티가 그중 어디에 있는지 모르겠다. 모든 서랍을 열어 안을 확인하지 않으면 찾지 못한다.

ATM(현금인출기) 조작 방법을 모른다

'입금', '출금', '계좌 이체' 등의 버튼 중 어느 것을 눌러야 돈이 나오는지를 모른다. 조작 순서도 몰라서 여러 번 다시 하게 된다. 은행 창구에 가도 "ATM 쪽이 빨라요"라고 안내를 받으니 곤란하다.

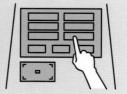

비로소 이해되는 치매의 세계

☑ 사려는 물건을 찾지 못한다

가게에서 소금을 찾고 있을 때였다. 선반에 '조미료', '건조식품', '분말류'라고 팻말에 적혀 있었는데 소금이 어디에 속하는지 몰라서 찾아 헤맸다. 가게마다 팻말에 쓰는 표현이 다르고, 포함하는 범위가 달라서 혼란스럽다.

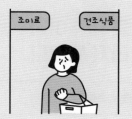

☑ 어느 엘리베이터에 타야 하는지 모른다

엘리베이터 표기가 '1·13층', '1~7층'이라고 되어 있는데 6층으로 가기 위해선 어느 것을 타야 하는지 알 수 없었다. 잘못해서 다른 층에 내리면 어디에 있는지 모르게 된다.

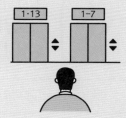

☑ 주소록에서 원하는 주소를 찾지 못한다

'가족', '친구' 등 각각의 그룹으로 나눠 놓은 주소록에서 원하는 사람의 연락처를 찾기 어렵다. 그룹명을 봐도 어디에 누가 있는지 알지 못한다.

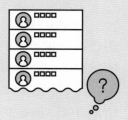

☑ 한자를 한 묶음으로 인식하지 못하고 분해해서 읽는다

'하늘'이라는 뜻의 '천(天)' 자를 '일(一)'과 '대(大)'로 쪼개서 '일대'라고 읽는다. 글자를 조합해서 만든 글자의 의미를 이해하지 못한다.

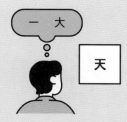

필요한 파일을 찾지 못한다

PC에 저장된 프로젝트명이나 거래처명이 적힌 폴더를 봐
도 어느 폴더에 어떤 자료가 들어 있는지 알 수 없고, 원하
는 자료를 찾을 수 없다.

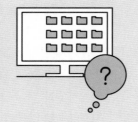

심신 기능 장애 _ 11
고유명사에서 그 내용이나
이미지를 떠올리지 못한다

✓ **체크** 이 장애로 인한 생활의 고충

 지명이나 과거의 기억이
연결되지 않는다

알고 있는 지명을 들어도 거기가 어디인
지, 어떤 장소인지, 거기서 자신은 무엇
을 했는지 구체적인 게 떠오르지 않는다.
실제로 가 봐도 처음 온 것 같은 느낌.

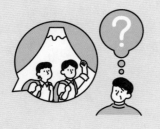

 사람 이름을 못 외우고,
기억해 내지 못하고,
다른 사람과 착각한다

새로 만난 사람의 이름을 외우기 어렵다.
오래 알고 지낸 친구의 이름도 떠올리기
힘들다. 옛이야기를 하던 중에 떠오르기
도 한다. 전혀 다른 사람과 착각하기도
한다.

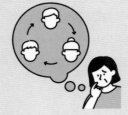

비로소 이해되는 치매의 세계

익숙한 일상 단어·기호의
뜻을 떠올리지 못한다

☑ **체크 이 장애로 인한 생활의 고충**

 **단어가 잘 떠오르지 않고
말문이 막힌다**

'버스', '요구르트', '포크' 같은 일상 단어가 떠오르지 않아서 말문이 막힌다. '그, 매일 아침 타는 그거'라면서 머릿속에 버스라는 이미지는 떠올라도 그 단어는 아무리 해도 생각나지 않는 경우가 있다.

 **지금껏 잘 사용해 온 한자를
쓸 수 없다**

한자가 생각나지 않아서 글자를 보면서 옮겨 적어도 왠지 도형을 그리는 것처럼 된다. 눈앞에 바르게 쓰인 한자가 있어도 머릿속에 있는 한자의 기억과 연결되지 않기 때문에 확 와 닿지 않는다.

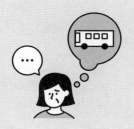

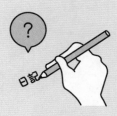

심신 기능 장애 _ 13

문법과 복수의 단어 조합을 이해하지 못한다

☑ **체크** 이 장애로 인한 생활의 고충

☑ 대화의 내용을 이해하지 못한다

상대방의 말을 열심히 듣고 있어도 단어가 제각각 흩어져서 귀에 들어오기 때문에 하나의 문장으로 이해되지 않는다. 들은 뒤에도 내용이 전혀 머리에 남지 않는다.

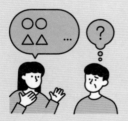

☑ 업무나 공적 절차에 대한 설명을 들어도 이해를 못 한다

관공서에서 연금, 의료비 공제 등의 절차와 필요 사항에 대해 순서대로 설명을 들어도 이해가 되지 않아서 미리 준비해서 절차를 밟을 수가 없다.

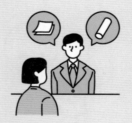

☑ 신문의 내용을 이해하지 못한다

문장을 읽을 수는 있는데 다 읽어도 내용이 머리에 전혀 남지 않는다. 그저 문자나 단어를 더듬더듬 따라갈 뿐 머릿속에서 내용을 정리하고 의미를 이해하는 것이 어렵다.

비로소 이해되는 치매의 세계

심신 기능 장애 _ 14

자신의 생각(의사·마음)을 언어로 표현하지 못한다

✅ 체크 **이 장애로 인한 생활의 고충**

✅ 문장을 구성하기 어렵다

'이런 것을 써 볼까' 하고 머릿속에 떠올려도 그것을 문장으로 정리해 쓰기 어렵다. 표현하고 싶은 단어가 생각나지 않고, 단어 여러 개를 이어서 문장으로 만들기 힘들다.

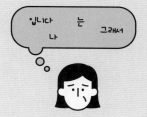

✅ 준비를 해도 말할 내용을 잊고 머릿속이 하얘진다

직장에서 프레젠테이션을 할 때 이야기할 내용에 맞게 자료도 마련하고 충분히 준비를 마쳐도 막상 실전에서는 머릿속이 하얘져 무슨 말을 해야 할지 모른다.

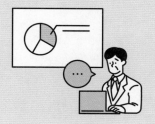

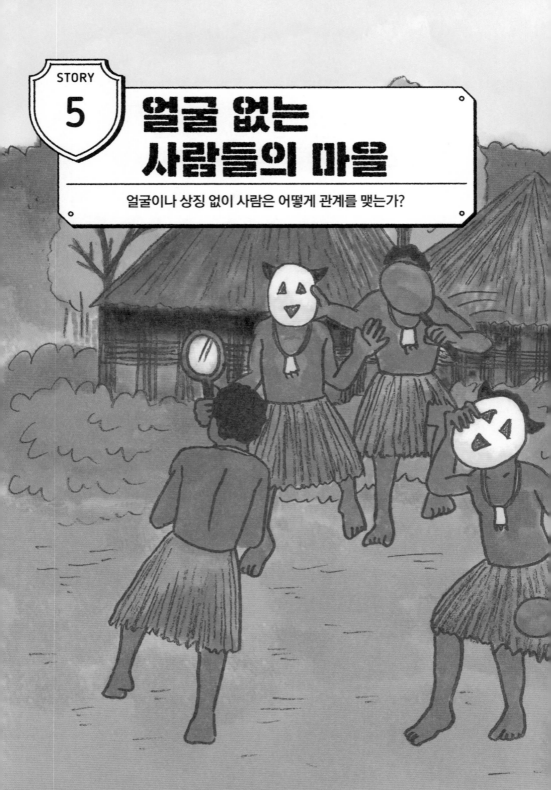

STORY
5

얼굴 없는
사람들의 마을

얼굴이나 상징 없이 사람은 어떻게 관계를 맺는가?

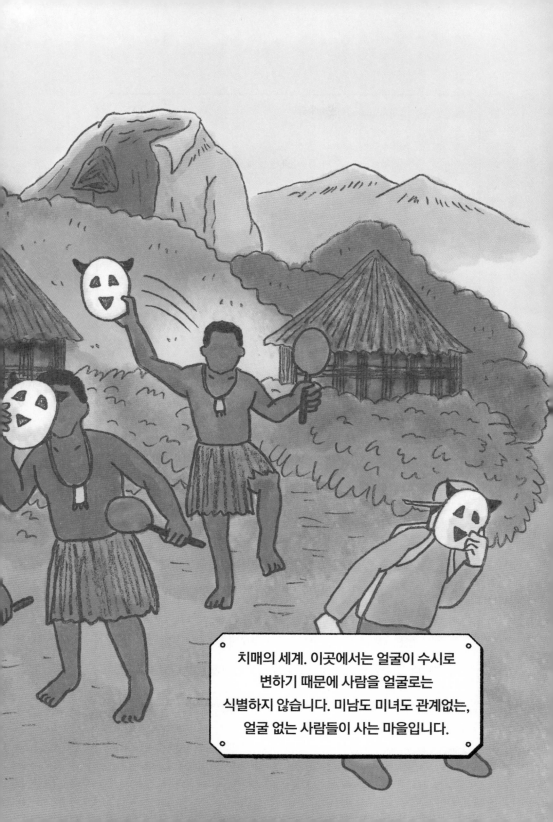

치매의 세계. 이곳에서는 얼굴이 수시로
변하기 때문에 사람을 얼굴로는
식별하지 않습니다. 미남도 미녀도 관계없는,
얼굴 없는 사람들이 사는 마을입니다.

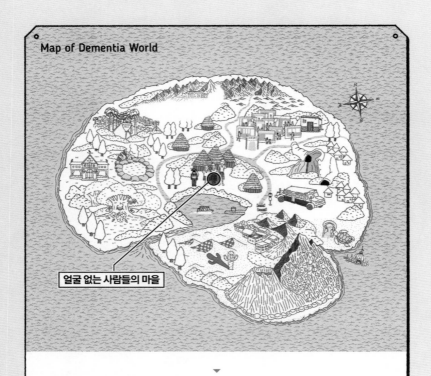

Map of Dementia World

얼굴 없는 사람들의 마을

섬의 중앙에 자리한 바닷가 마을. 한 걸음 들여놓으면, 깜짝!
여기저기서 아른거리는 마을 사람들의 얼굴이 볼 때마다
바뀌는 것입니다. 마치 여러 가면을 차례로 쓰는 것 같고,
그중에는 아는 사람과 똑 닮아 보이는 사람도 있네요.
모두 같은 얼굴로 보이기도 하고, 같은 사람인데 때때로
얼굴이 바뀌기도 합니다. 말하자면 이곳에서는 얼굴이
개인을 결정짓는 상징이 아니라는⋯⋯!
마을 사람들은 서로 목소리나 신체의 특징, 분위기,
무엇보다 그 사람과의 추억으로 기억하고 관계를 맺는다고 합니다.

비로소 이해되는 치매의 세계

사람 얼굴을 구분하는 건 사실 무척 어렵다

이 사람 어딘가에서 만난 적 있는 것 같다 싶어도 자신이 없고, 누군지 모르겠고, 이름이 입 밖으로 나오지 않는 경험은 누구나 있겠지요. 사람 얼굴이나 이름을 잘 기억한다거나 잘 기억하지 못한다는 이야기는 소소한 대화중에도 자주 나옵니다.

실은 얼굴을 보고 제대로 사람을 인식하는 것이 단순해 보이지만, 무척 많은 정보를 통합해야 하는 대단히 고도의 인지 능력입니다.

회사에서 근무 중에 '담당하는 고객이 오셨다'는 연락을 받고 로비에 있는 안내 데스크로 내려갔습니다. 그런데 **사람들 중에 내가 잘 아는 담당 고객이 누군지 전혀 알 수가 없었습니다**(85쪽).

안내 데스크 직원에게 어느 분인지 물어서 응대는 했지만, '이런 얼굴이었나?' 하는 위화감이 남았습니다. 게다가 들고 있던 자료에 잠시 시선을 떨어뜨렸다가

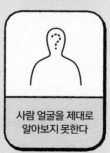
사람 얼굴을 제대로 알아보지 못한다

고객을 다시 보면 **그때마다 얼굴이 달라 보이는 느낌이었습니다**(85쪽).

또 어느 날은 출근하는데 뒤에서 낯선 사람이 말을 걸어왔습니다. '꽤나 붙임성 좋은 사람이네' 생각하며 일단 웃는 얼굴로 가볍게 이야기를 나눴습니다. 나중에 동료들이 "오늘 아침에 사장님과 되게 신나게 이야기하던데" 해서 깜짝 놀랐습니다.

이야기의 내용상 '같은 회사 사람이겠지……' 했는데 **설마 사장님일 줄은 생각도 못 했습니다**(85쪽). 동료가 "즐거워 보였다"고 하니 실례는 하지 않은 것 같아 안심했습니다.

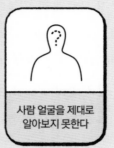

사람 얼굴을 제대로
알아보지 못한다

이후엔 근무 중에 찾아야 할 사람의 얼굴을 알아보지 못할 때는 곧바로 가까이 있는 동료에게 물었습니다.

사람 얼굴을 외우고 기억해 낼 때 뇌 속의 기억장치를 사용하는 건 과감히 포기하고 그때마다 가까이 있는 사람에게 묻기로 한 것이지요.

스마트폰 용량이 꽉 차서 사진을 더 보존하지 못하게 되면 인터넷상에 보존해 주는 서비스가 있지요. 그와 비슷하다고 보면 되지 않을까요.

처음에는 기억하지 못해서 애가 탔으나 조금 생각을 바꿔서 주위 동료나 가족에게 의지하기로 마음먹고 나니 남에게 물어

비로소 이해되는 치매의 세계

보는 것에 대한 저항감도 사라졌습니다. 모두 흔쾌히 가르쳐 주고, 혼자서는 잘 되지 않아 끙끙대던 일도 의외로 쉽게 해결할 수 있음을 알게 되었습니다.

말을 걸어온 상대의 얼굴은 알아보지 못하나 이야기를 하다 보면 저와 어떤 관계에 있는 사람인지 드러나기도 합니다. 또 처음 만난 사람에게는 "다음에 만나도 알아보지 못할 것 같지만 부담 없이 말을 걸어 주세요"라고 말합니다.

최근엔 회사 동료뿐 아니라 오랫동안 같이 살아온 가족 얼굴, 오랜 친구 얼굴도 생각나지 않게 되었습니다. 그 자체는 정말로 슬픈 일이지만 함께 지낸 추억이 퇴색하는 일은 신기하게도 없습니다.

그와 반대로 시내를 걷고 있다가 **지나가는 사람이 아는 사람으로 보여서**(85쪽) 친근하게 말을 걸었다가 완전히 다른 사람이어서 수상쩍은 눈초리를 받기도 했습니다. 수작이라도 부리는 줄 알았겠지요(웃음).

제가 담당하고 있는 거래처나 자주 만나는 친구, 가족 얼굴만이라도 기억하고 싶어서 이름이 적힌 사진 명부를 만들어서 보던 시기도 있었습니다. 하지만 사진으로 본 얼굴과 눈앞에 보이는 얼굴을 잘 연결할 수 없어서 단념했습니다. 아무래도 제게는 이차원인 사진에서 보이는 형태와 삼차원인 실제 얼굴에서 보이는 형태가 약간 다르게 보이는 것 같습니다.

맞아요. 드라마를 볼 때 **연기자의 얼굴이 구분되지 않아서**(85쪽)

결국 시청하는 것을 포기했는데, 요전에 재미있는 것을 알아차렸습니다. 애니메이션에서는 닮은 2명의 여성 캐릭터가 있어도 헷갈리지 않고 구분할 수 있습니다. 사람 얼굴을 분간하는 능력이라는 건 특수한 것 같습니다.

단골손님의 얼굴을 못 알아보는 이유

앞에서 '얼굴을 보고 제대로 사람을 인식하는 것은 무척 고도의 인지 능력'이라고 했습니다. 하지만 대체 얼굴을 본다는 단순한 행위의 어디가 어려운 것일까요?

우선 우리는 사람 얼굴을 애니메이션 캐릭터를 볼 때처럼 '이차원'의 대상이라고 인식하지는 않습니다. 실제로 보는 얼굴에는 움푹 들어간 눈이나 튀어나온 코 같은 기복이 있지요. 즉 방향이나 음영에 따라 보이는 형태가 바뀌는 '삼차원' 정보입니다. 그래서 이것을 인지하는 것은 **애니메이션이나 사진을 보는 것보다 훨씬 고도의 행위**입니다.

앞에서 나온 이야기에서 이름이 적힌 사진 명부를 만들어도 효과가 없었던 것은, '현실에서 보이는 삼차원의 얼굴'과 '사진에서 보이

비로소 이해되는 치매의 세계

는 이차원의 인물'이 일치하지 않기 때문입니다.

또 **여러 정보를 통합하는 것이 어렵다**는 이유도 있습니다. 애초에 치매가 있건 없건 상관없이 우리는 어떻게 사람 얼굴을 구분하는 것일까요?

전문가의 연구에 따르면, **눈·코·입과 같은 세부 형태가 아니라 각 부분의 위치 관계로 사람의 얼굴을 구분한다**고 합니다.[※]

방송을 보다 보면 '연예인의 사진 일부분을 보고 누구인지 맞히시오'라는 문제가 나오지요. 아무리 특징적인 부분이 있어도 눈만으로는 정답을 맞히기 어려운 참가자들. 하지만 눈과 코의 거리를 아는 순간 정답을 맞히는 사람의 수가 확 늘어나는 것도 전형적이지요.

치매의 경우, 눈이나 코나 입 각각의 부분을 인식할 수 있어도 그것들을 통합해서 하나의 얼굴로 판단하기 어려워지는 것입니다.

그러면 앞의 이야기에서 나온 것처럼 '얼굴로는 누군지 알아보지 못해도 이야기를 하다 보면 그 내용에서 점차 그 사람과 자신의 관계성이 드러나는' 것은 왜 그럴까요?

얼굴 각 부분이 같아도 위치가 다르면 이렇게 다른 사람으로 보인다.

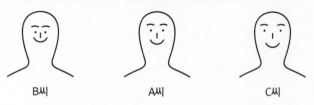

B씨   A씨   C씨

얼굴 각 부분의 위치 관계로 사람의 인상이 달라진다

동창회를 활용한 흥미진진한 실험이 있습니다.※

졸업한 지 25년이 지나 동창회에 참석한 사람들의 얼굴 사진을 촬영해서 그 동창회에 참석하지 않은 사람들에게 보여 주고 누구인지 특정하게 했습니다. 그랬더니 25년이나 시간이 흘렀고 얼굴이 변화했음에도 불구하고 사람들은 상당히 높은 확률로 현재의 얼굴을 예측해서 특정할 수 있었습니다.

한편 동창생이 아닌 전혀 관계없는 실험 대상자들에게도 똑같이 과거 졸업 앨범 사진과 25년 뒤인 현재 사진을 보여 주고 특정해 보라고 했더니 정답률이 낮았습니다.

즉 사진상으로는 25년 전의 사진과 현재의 사진이 상당히 다르게 보여도 과거에 실제로 만나 대화하고 함께 시간을 보낸 적이 있는 사람들은 뇌 속의 다양한 기억이 떠올라 같은 인물이라고 판단할 수 있었던 것입니다.

사람은 얼굴이나 모습·형상을 기억할 뿐 아니라 다양한 정보를 끄집어내고 조합해서 눈앞의 사람이 누구인지 판단하는 것입니다.

※ 야마구치 마사미 '얼굴 패턴 인식의 특수성과 그 성립 과정' 〈영상정보 미디어 학예지〉 58권 12호 2004년 12월

비로소 이해되는 치매의 세계

심신 기능 장애 _ 15

사람 얼굴을 제대로 알아보지 못한다

☑ **체크** 이 장애로 인한 생활의 고충

☑ 지나가는 낯선 사람이 아는 사람으로 보인다

거리를 걷다 보면 주위 사람들 모두가 아는 사람으로 보일 때가 있다. 아는 사람인 줄 알고 말을 걸었는데 전혀 모르는 사람이라서 의심스러운 눈초리를 받기도.

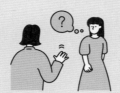

☑ 가족이나 친한 친구의 얼굴을 알아보지 못한다

가족이나 오래 사귄 친구의 얼굴을 알아보지 못한다. 이름을 노트에 메모해서 들여다보거나 얼굴 사진을 봐도 얼굴과 사람을 연결 짓기 어렵다.

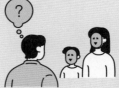

☑ 드라마 등장인물의 얼굴을 구분하지 못한다

등장인물의 얼굴을 분간하지 못해서 이야기가 이해되지 않는다. 장면이 바뀌는 순간 같은 인물인지 모르게 된다. 하지만 애니메이션 캐릭터의 얼굴은 구별할 수 있다.

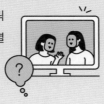

☑ 단골손님 얼굴을 알아보지 못한다

새로이 만난 얼굴을 기억하기 어렵다. 안경이나 수염 등의 특징을 메모해도, 사진과 대조해 봐도 눈앞의 사람 얼굴과 일치하지 않는다. 단골손님의 얼굴을 잊어버린다.

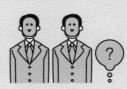

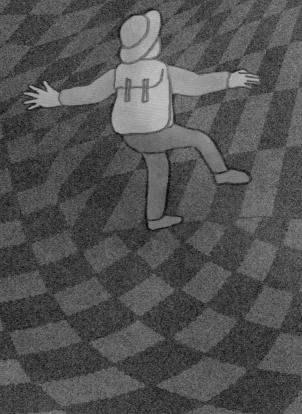

STORY

6

착각 사막

구불텅구불텅 어찔어찔! 깜짝 미궁!

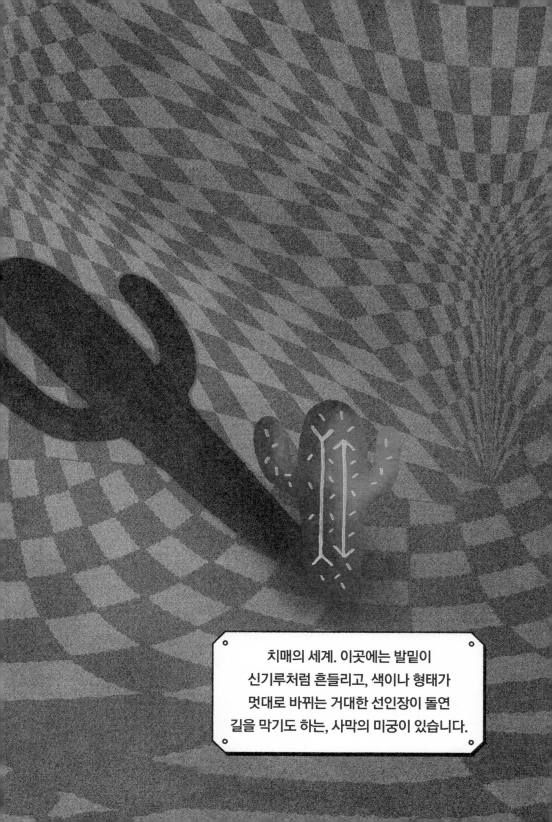

치매의 세계. 이곳에는 발밑이
신기루처럼 흔들리고, 색이나 형태가
멋대로 바뀌는 거대한 선인장이 돌연
길을 막기도 하는, 사막의 미궁이 있습니다.

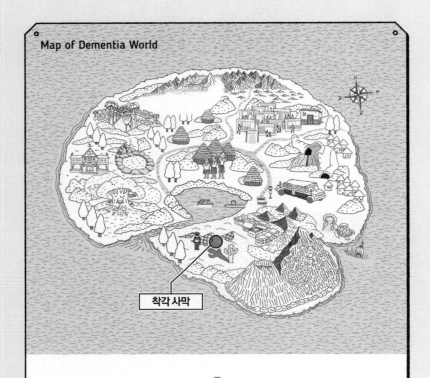

Map of Dementia World

착각 사막

지금까지 많은 모험가가 사막 횡단에 도전했으나
조난자만 부지기수……. 이 사막은 걸으면 걸을수록 예상치 못한
경치와 마주칩니다. 빨려 들어갈 듯 컴컴하고 깊은 계곡과
지글지글 타오르는 황야에 나타난 거대한 물웅덩이.
강이 흐를 리도 없고, 비가 내릴 리도 없는 이 땅에 왜? ……신기하게도
어떤 지리학자가 조사해 봐도 그 수수께끼는 풀리지 않습니다.
여행하는 누구든 다음에 무슨 일이 일어날지 모르는 공포에
몸이 굳어서 그 자리에 선 채 움직이지 못하게 되는 곳이지요.

비로소 이해되는 치매의 세계

일상이 함정으로 바뀌다

역이나 대형 상가 안을 거닐다가 혹시라도 '지면이 울퉁불퉁한 가?' 싶게 기하학적 문양의 타일이 깔린 바닥을 본 적 없습니까?

이렇게 눈과 귀에 이상이 없는데도 실제와 다르게 보이고 들리는 현상을 '착각'이라고 합니다.

예를 들어 산길을 차로 운전할 때, 차체가 본인이 원치 않는 방향으로 쏠려서 당황하는 일이 있지요. 그 이유는 왼쪽 커브에서는 왼쪽 차로가 넓어 보이고, 오른쪽 커브에서는 오른쪽 차로가 넓어 보이는 착각 때문입니다. 첫 커브에서 넓어 보이는 쪽으로 무심코 차를 몰다가 반대 방향 커브를 만나면 당황하게 되지요.

그렇습니다. 눈앞에 존재하는 세계와 사람이 지각하는 세계는 원래 같지 않은 것입니다.

여행자의 소리

 이것도 '착각'일까요……?
최근에 보고 있던 사물의 크기를 잘 모르게 되는 일이 있었습니다.

전철을 탔을 때의 일입니다. 목적지에 도착해서 내리려고 하는데, 전철 승강장과 전철 사이가 너무 넓게 느껴지고(95쪽), 마치 **깊은 골짜기처럼 끝없이 아래로 이어지는 거대한 틈이 있는 것 같았습니다**(146쪽).

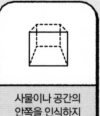

모양이나 크기를
제대로 알아차리지
못한다

사물이나 공간의
안쪽을 인식하지
못한다

그런데 주위 사람들은 거기 깊은 틈 같은 게 어디 있냐는 듯 아무렇지 않게 척척 내렸습니다.

저는 너무 무서웠으나 문이 닫힐 것 같아서 어쩔 수 없이 '에잇!' 하고 뛰어내렸습니다. 심장이 두근두근 떨렸지요.

나중에 생각해 보니 그 깊은 계곡처럼 보였던 어둠은 그냥 전철과 승강장의 틈새였습니다……. 조금만 신경 써서 봤으면 되는 건데 왠지 그날은 엄청나게 거대한 틈으로 느껴졌습니다.

아무튼 제 시야가 그렇게 이상해져서 전철을 타고 내릴 때 약간의 요령이 필요합니다. '뾰~옹!'이라는 구호를 마음속으로 외치고 그 구호에 맞춰 건너는 겁니다(웃음). '그런 걸로?'라고 생각하실지 모르나 꽤 효과가 있거든요.

조심스럽게 내리려고 하면 그 틈새에 너무 집중해서인지 점점 더 틈의 넓이가 신경 쓰입니다. 이렇게 '뾰~옹!' 하면서 내리면 의외로 자연스럽게 몸이 움직입니다.

비로소 이해되는 치매의 세계

이처럼 생각지도 못한 궁리를 하게 되다니……. 시야의 착각에 대응하는 더 다양한 공략 방법을 고안해 보려고 합니다.

전철과 승강장 사이 좁은 틈이 깊은 골짜기처럼 보이는 이유

사람은 눈으로 들어오는 이차원의 시각 정보로부터 물체의 크기나 음영이 지는 방식과 물체의 움직임 같은, 거리나 깊이와 관련 있는 정보를 읽어 냅니다. 그리고 그 정보를 바탕으로 뇌 안에서 삼차원 세계를 만들어 그것이 무엇인지 인지합니다.

예를 들어 '자신의 위치에서 크게 보인다 → 그러니 이것은 가까이 있다', '자신의 위치에서 작게 보인다 → 그러니 저것은 멀리 있다'처럼.

'전철과 승강장 사이의 홈이 깊은 골짜기처럼 보였다'는 것은 눈으로 들어온 이차원 정보를 뇌가 삼차원 정보로 변환하는 과정 어딘가에서 문제가 생겼기 때문이라고 생각할 수 있습니다. 눈앞에 있는 실제 거리나 깊이를 제대로 판단하기 어려워져서 틈새가 터무니없이 커 보이는 것이지요.

얼마간 걷다 보니 쇼핑타운에 도착했습니다. 이 쇼핑타운도 어딘지 이상합니다.

걸을 때마다 지면이 꿈틀꿈틀 움직입니다(95쪽). 언제 넘어질지 몰라서 벌벌 떨면서 걸었습니다. 하지만 멈춰 서서 찬찬히 발밑을 보면 그저 희고 검은 타일이 번갈아 놓여 있을 뿐입니다.

○ = ⬡

모양이나 크기를
제대로 알아차리지
못한다

실내에서도 비슷한 일이 생겼습니다. 전에 호텔에서 묵었을 때의 일입니다.

그곳은 새로 생긴 호텔로, 실내 인테리어는 흰색을 기조로 한 무척 아름다운 건물이었습니다. 바닥도 흰색, 문도 흰색, 가구도 온통 흰색으로 맞춰 놓았어요.

저는 **어디까지가 바닥이고, 어디부터 벽인지 잘 몰라서**(96쪽) 몇 번이나 벽에 부딪힐 뻔했습니다. 화장실에 들어가니 새하얀 개인실에 새하얀 변기. **어디에 앉아야 하는지조차 알 수 없었습니다**(96쪽).

미세한 색의 차이를
알아차리지 못한다

게다가 로비는 번쩍거리는 대리석이어서 제게는 **온통 물웅덩이처럼 느껴지는 통에**(96쪽) 미끄러져 넘어질까 봐 조마조마했습니다.

가까스로 출입구에 도착하니 이번에는 **발밑에 커다란 구멍이······!**(96쪽) 겁에 질린 제게 "무슨 일이야? 현관 매트에 무슨 문제라도 있어?"라는 친구의 한마디. '아? 이게 매트였어? 아무리 봐도 뚫린 구멍인데……' 머릿속은 혼란스럽기만 했습니다.

현관 매트가 함정으로 보이는 이유

사람은 뭔가 행동할 때는 다음과 같은 과정을 거칩니다.[※]

① 눈이나 손으로 바깥세상의 정보를 '지각'하고
② 그 정보가 무엇인지 인지하여
   과거의 기억이나 지식·경험에 근거해 '판단'하고
③ 판단에 따라 '행동'한다

이 '지각', '판단', '행동'이라는 과정을 여러 번 반복함으로써 뇌에 경험과 지식이 축적됩니다. 그리고 정보가 축적됨으로써 우리는 일상생활을 더 원활하게 할 수 있게 됩니다.

※ 이케다 후미히토 〈정보의 처리와 이용: 5. 착시와 그 정보처리모델〉《정보처리》vol.50 No.1
   2009년 1월

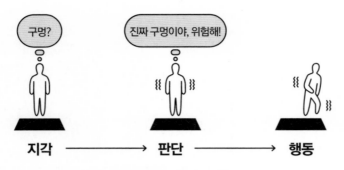

지각·판단의 착각은 어떻게 일어나는 걸까?

이 과정 중 ①지각 또는 ②판단, 혹은 양쪽 모두에 장애가 생기면 일상에 다양한 문제가 일어나는 것입니다.

'현관 매트라는 말을 들었으나 아무래도 구멍으로 보인다'라는 이야기는 눈으로 정보를 지각하는 과정에서 ①단계인 시각 정보 처리에 문제가 일어난 것입니다. 눈으로 들어온 이차원 정보를 삼차원 정보로 잘 전환할 수 없으면 구멍으로 보이게 되는 것입니다.

지각(과정 ①) 단계에서 문제가 발생해도, 판단(과정 ②) 단계에서 정보를 확인하면 특별한 문제는 없습니다. 언뜻 구멍처럼 보인다 해도 사람들은 대부분 지금까지의 지식과 경험 등을 토대로 '현관에 구멍이 있을 리가 없다'라고 판단합니다.

하지만 치매가 있는 분은 의지해야 할 그 지식과 경험이 모호해진 상태라서 구멍으로 보는 것입니다.

비로소 이해되는 치매의 세계

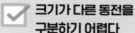

심신 기능 장애 _ 16

모양이나 크기를 제대로 알아차리지 못한다

☑ 체크 이 장애로 인한 생활의 고충

☑ 크기가 다른 동전을 구분하기 어렵다

100원 동전과 500원 동전은 둘 다 은색이라 크기로 구분해야 하지만 크고 작은 걸 빨리 구분하지 못한다. 엄청나게 주의하고, 잘 보고 확인하는데도 착각하고 만다.

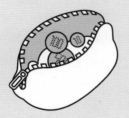

☑ 대수롭지 않은 높이나 틈 때문에 전철이나 버스에 타지 못한다

승강장과 전철 사이의 틈이나 버스 발판과 지면과의 높이 차이가 무서워서 발을 내딛지 못한다. 거리가 너무 멀게 느껴져서 뛰어내리는 것과 같은 각오가 필요하다.

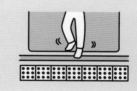

☑ 바닥 무늬가 울퉁불퉁해 보인다

바닥에 복잡한 무늬가 있으면 울퉁불퉁한 느낌이 들어 걸려 넘어질 것만 같다. 검은 매트는 구멍 같고, 반들반들한 마루는 물웅덩이 같다. 식물무늬는 실제로 식물이 있는 것처럼 보이기도.

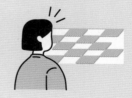

심신 기능 장애 _ 17

미세한 색의 차이를
알아차리지 못한다

☑ 체크 **이 장애로 인한 생활의 고충**

 바닥과 벽과 문을 잘 구분하지 못한다

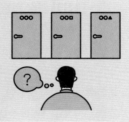

복도의 바닥과 벽이 같은 색이면 어디까지가 복도이
고 어디부터가 벽인지 알 수 없다. 문과 벽이 같은 색
일 때 어디가 문인지 몰라서 계속 벽을 노크했다.

 **문을 자연스럽게 열지
못한다**

문과 문손잡이 색이 비슷하면 어디를 잡
아야 하는지 모른다. 또 문손잡이를 움직
이는 방법도 누르기, 당기기, 밀기 등 다
양하기 때문에 힘을 주는 방식을 몰라서
열지 못한다.

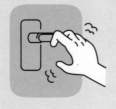

**색의 차이로 지폐를
구분하기 어렵다**

크기가 비슷한 1만 원권과 5000원권 지
폐는 색으로 구분해야 하는데, 색을 구별
하는 것이 어려워서 자주 틀린다. 무척
주의하고 잘 확인하는 데도 결국 틀리고
만다.

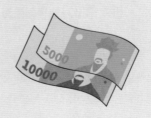

비로소 이해되는 치매의 세계

변기의 위치를 알기 어렵다

바닥도 변기도 흰색이면 변기의 입체감을 느낄 수 없어서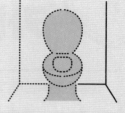
어디에 앉아야 할지 모른다. 손으로 만져서 확인하지 않으
면 바닥에 주저앉기 쉽다. 변기의 걸터앉는 부분인 변좌가
변기 몸통과 같은 색이면 변좌를 올려놓았는지 내려놓았는
지 알 수가 없다.

카멜레온 온천

열탕은 끈적끈적, 냉수는 찌릿찌릿…… 당신의 운을 시험하는 곳?

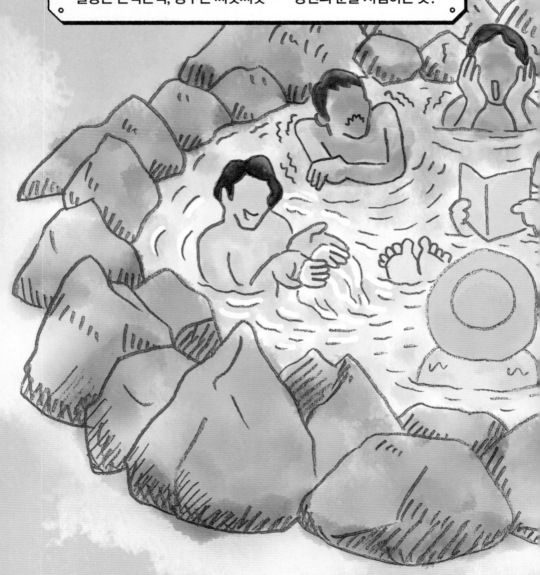

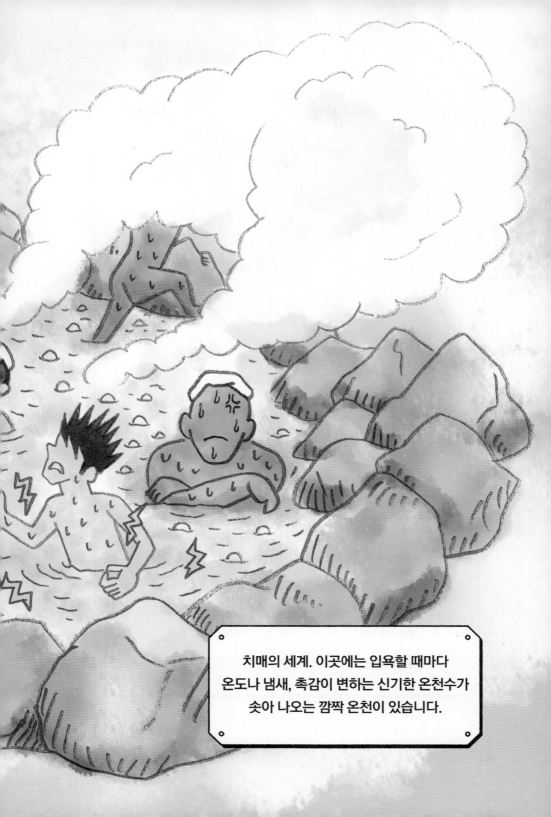

치매의 세계. 이곳에는 입욕할 때마다
온도나 냄새, 촉감이 변하는 신기한 온천수가
솟아 나오는 깜짝 온천이 있습니다.

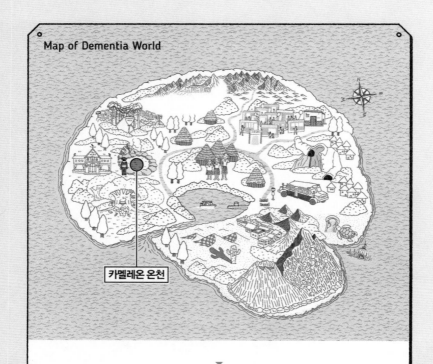

Map of Dementia World

카멜레온 온천

이 세계에서도 온천은 인기 여행지입니다.

카멜레온 온천의 온천수는 어떨 땐 적정 온도여서

마음도 몸도 느긋하게 쉴 수 있습니다.

어떨 때는 톡 쏘는 탄산수로 자극을 줘 기분도 산뜻해집니다.

여행자들은 찾아갈 때마다 변화하는 온천수를 즐기고,

다양한 깜짝 효과를 맛보며 여행의 피로를 풉니다.

다만 때로는 발끝을 넣는 순간,

자신도 모르게 펄쩍 뛸 정도로 뜨거운 물이 되기도.

하지만 샘솟는 온천수의 수질이 변한다니 정말일까……?

온갖 감각을
다양하게 느끼는 목욕

뜨겁고, 차갑고, 촉촉하고, 찌릿찌릿하고……. 카멜레온 온천의 수질은 정말로 방문할 때마다 변하는 걸까요? 답은 '아니오'입니다. **변하는 건 사실 목욕하는 사람의 '신체 감각' 쪽입니다.**

계절이나 아침저녁 등의 시간대, 그리고 기분이나 컨디션에 따라 자신의 주위를 감싼 환경에 대한 느낌, 보는 감각이 바뀌는 것은 누구에게나 흔히 있는 일입니다.

마음이 내키지 않는 날 아침에는 시야가 좁아집니다. 친한 사람과 즐겁게 식사하면 뭐든 맛있습니다. '이 방 냄새가 나네'라고 한번 생각하게 되면 사소한 냄새도 신경 쓰이고 점점 더 고약하게 느껴집니다. 그리고 대부분 이런 감각은 자신만이 알 수 있고, 주위에 전하기란 무척 어렵습니다.

여행자의 소리

제가 느끼는 감각을 주위 사람에게 이해시킬 수가 없어서 고민하는 것이 있습니다. 바로 목욕입니다. 어느 날, 집에서 목욕하다가 신기한 체험을 했습니다. 평소처럼 39도로 온도를 맞추고 목욕물을 받았는데, 들어가 보니 왜 그런지 평소와 다른 촉감을 느꼈습니다.

목욕물이 너무 끈적거렸습니다(109쪽). 입욕제는 넣지 않았습니다. 그런데도 뭔가가 몸에 들러붙는 느낌이 들어서 몹시 기분이 나빴습니다. 별수 없이 서둘러 욕조에서 나와 샤워기로 몸을 씻었습니다.

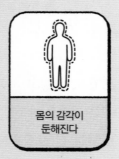

몸의 감각이
둔해진다

'욕조 청소할 때 세제가 덜 씻긴 건가?' 싶어서 직전에 욕조에 들어갔던 딸에게 물어도 "그런 거 못 느꼈는데?" 하며 의아해합니다.

다음 날 목욕할 때는 그런 느낌이 없었지만 또 다른 날에는 끈적끈적함을 느끼기도 하고, 어떤 날은 **너무 뜨겁거나 반대로 차갑게 느껴지기도 해서**(109쪽) '뭔가 이상하다'는 생각이 들었습니다. 목욕을 아주 좋아했지만 이런 일이 계속되니 욕조에 들어가는 게 좀 꺼려졌습니다.

최근에는 어떻게든 이전처럼 목욕을 즐겨 볼까 하고 제 컨디션에 맞게 목욕 시간이나 방법을 바꾸기로 했습니다. 밤에 오랫동안 목욕하는 게 습관이었지만 '불쾌감이나 뜨거움을 참으면서까지 할 필요는 없지 않나' 하고요.

밤에 욕조에 들어갔을 때 기분 좋은 느낌이 들지 않으면 바로 나와 다음 날 아침에 하거나, 샤워만 하는 걸로 바꿨습니다.

비로소 이해되는 치매의 세계

'목욕하기 싫다'고 하는 이유

치매가 있는 분이 목욕을 싫어한다는 것은 돌보고 있는 분들에게서 자주 듣는 이야기입니다.

'돌봄에 저항'하거나 '목욕탕에 들어가고 싶지 않다'는 생각의 배경에는 실로 여러 가지 이유가 있습니다.

신체 감각의 장애로 물이 극도로 뜨겁게 느껴지고, 욕조에 들어가면 끈적끈적한 불쾌감을 느낀다는 분도 있습니다. 공간 인식이나 신체 기능의 문제로 옷을 벗고 입기 어렵기도 하고(136쪽 '옷소매 터널'), 그런 보살핌을 받고 싶지 않다고 생각할 수도 있습니다. '내 느낌으로는 욕조에 들어온 지 얼마 안 됐다'고 하는 시간 감각의 착오(124쪽 '시간 왜곡 궁전')나 기억의 오류(44쪽 '걷고 싶은 동네')가 생긴 것일 수도 있습니다.

이렇게 목욕이라는 장면 하나만 봐도 사람마다 다른 심신 기능의 장애로 고충이 생기며, 주위로부터 이해받지 못해서 생활은 더 어려워집니다.

감각의 변화는 목욕할 때만 생기는 것이 아닙니다. 휴일 아침, 느긋하게 드립 커피를 내리며 피어나는 커피 향기에 빠져드는 것이 제겐 가장 큰 즐거움이었습니다. 하지만 지금은 커피 향기를 느끼지 못합니다.

전에는 커피 원두에도 공을 들여서 다양한 원두를 마셔 보고 비교하기도 했지만, 요즘은 어떤 **커피를 마셔도 아무 맛도 나지 않습니다**(110쪽).

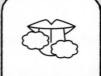

미각이나 후각이 둔해진다, 감각이 사라진다

그리고 아침 식사 때 자주 실패하는 것은 토스트 굽기입니다.

아침에 일어나 잠에서 덜 깬 채로 식빵을 토스터에 넣습니다. 그런 다음 세수하고 옷을 갈아입고 몸단장을 하다가도 군침이 도는 고소한 빵 냄새가 나면 '아, 이제 빵이 다 구워졌나?' 깨닫게 되지요.

하지만 지금은 냄새를 맡기 힘들어 빵이 구워진 정도를 알아차리기 어려워졌어요. **검게 눌어붙어도 탄내를 못 느끼니**(110쪽) 연기가 보이기 전까지는 전혀 알아채지 못합니다.

또 조림을 할 때 간을 보면서 **'아직 맛이 덜 배었나' 하다가**(110쪽) 결국 너무 조리거나 간장이나 맛술을 너무 많이 넣어 맛이 이상해지는 일도 있습니다.

비로소 이해되는 치매의 세계

미각이나 후각에 문제가 생기는 이유

우리는 혀나 코를 통해 맛이나 냄새를 느끼고 그것이 뇌로 전해져 '달다', '짜다', '냄새가 좋다'라고 인식합니다.

이런 감각기관에 장애가 생기면 맛이나 냄새에 둔감해지기도 하고, 반대로 과민해지기도 합니다. 때로는 **이 감각기관의 오작동 때문에 통상적으로는 생각할 수 없는 맛이나 냄새가 느껴지는** 경우도 있습니다.

바다 냄새를 맡으면 해수욕의 추억이 머릿속을 스쳐 지나가거나 따뜻한 된장국을 마시면 가족 얼굴이 떠오르는 일이 있습니다. **미각이나 후각은 기억과** 밀접한 관계가 있습니다.

미각·후각과 기억을 연결하는 회로에 문제가 생기면 자신이 '맛있다'라고 기억하는 맛을 재현하기 어려워지는 경우도 있습니다.

 어느 여름날, 친구와 카페에 식사를 하러 갔을 때였습니다.

카페에 들어선 순간 실내가 몹시 춥게 느껴져 서둘러 가방에서 카디건을 꺼내 걸쳤습니다. 친구에게 "이 가게 **냉방을 좀 세게 튼 것 같네(111쪽)**" 하니, 친구는 "그래? 난 좀 더운데?"라며 이마의 땀을 닦았습니다.

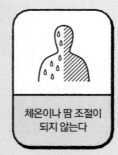

체온이나 땀 조절이
되지 않는다

이런 식으로 **남들은 "덥다"고 하는데 저만 추워서 떤다든지, 반대로 주위 사람들이 "춥다"고 하는데 저만 더워서 땀을 흘리는(111쪽)** 경우도 종종 있습니다.

그래서 지금은 덥거나 추우면 바로 벗고 입을 수 있는 옷차림을 하고, 가방 안에는 재킷이나 목도리를 넣어 다닙니다.

어느 날인가 친구들과 테니스를 치고 있는데 열사병 증상 같은 게 나타났어요.

물통은 갖고 있었지만 **'물을 마시고 싶다'든지 '목마르다'라는 느낌이 들지 않아서(109쪽)**, 수분 보충을 하지 않고 땡볕 아래서 계속 운동을 했던 탓이지요.

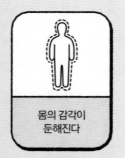

몸의 감각이
둔해진다

친구들이 많이 걱정해서 "요즘 목마르다는 느낌이 잘 안 들거든" 하고 둘러댔지요. 그 뒤로는 "자, 이제 쉬면서 수분을 섭취하자"라고 친구들이 나서서 얘기해 주었습니다.

느낌이 변하는 것을 스스로 이해한 뒤로는 그때그때 유연하게 대응할 수 있게 되었습니다. 주위 사람들에게도 알려 두면 자연스럽게 배려해 주어서 편해졌고, 곤란한 일도 상당히 줄

비로소 이해되는 치매의 세계

어들었습니다.

　하지만 외출해서 차에 탄 순간, **갑자기 화장실에 가고 싶어지는** (109쪽) 경우에는 좀 곤란해집니다. 집을 나선 지 몇 분밖에 되지 않아서 그러니까 가족들은 "왜 아까 화장실에 안 갔어요?" 라고 하지만, 몇 분 전에는 전혀 요의가 느껴지지 않았던 것을요…….

화장실 타이밍을 놓치는 이유

　화장실 가는 간격을 잘 조절하지 못하는 것은 **신체 감각이 둔해짐에 따라 발생**할 수 있는 일입니다.

　사람은 의식하지 않아도 공복감이나 갈증, 요의 등을 느끼는 '내장감각'을 지니고 있습니다. 이 감각이 잘 작동하지 않으면 '이제 슬슬 화장실에 가야 할지도'라는 미묘한 변화를 감지하지 못하다가 갑작스레 요의가 찾아오고 맙니다. 수분 보충을 잊고 열사병에 걸리는 것도 같은 이유입니다.

　또 화장실 가는 간격 조절에 실패하는 원인으로 생각할 수 있는 것은 이외에도 많습니다. 그중 어느 경우에 해당하는지는 사람마다 다릅니다.

언제 화장실에 갔던지 잊어버리고(16쪽 '미스터리 버스'), 미리 화장실에 가는 것이 어렵고(98쪽 '카멜레온 온천'), 문 너머에 무엇이 있는지 떠올리지 못해 화장실을 찾는 게 늦고(32쪽 '화이트아웃 계곡'), 집이나 쇼핑몰 같은 공간 안에서 화장실이 있는 장소를 모르거나 안내표지를 찾지 못하고(150쪽 '이차원 번화가'), 변기와 바닥이 다 흰색이면 변기가 어디 있는지 차지를 못하고(86쪽 '착각 사막').

원인에 따라 취할 수 있는 대책도 달라집니다.

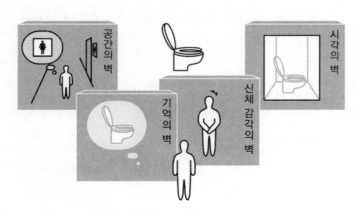

제때 화장실을 가지 못하는 다양한 이유

비로소 이해되는 치매의 세계

심신 기능 장애 _ 18

몸의 감각이 둔해진다

☑ **체크** 이 장애로 인한 생활의 고충

☑ **목욕물의 온도를 모른다,**
물이 끈적끈적하게 느껴진다

욕조의 물이 참을 수 없이 뜨겁게 느껴지거나 차갑게 느껴지기도 하고, 온도를 감지하는 감각이 평소와 다를 때가 있다. 또 목욕물이 끈적끈적하게 느껴져 불쾌한 때도 있다.

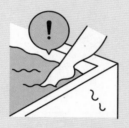

☑ **수분을 보충할 타이밍을**
모른다

더운 날이나 운동을 할 때 자주 수분을 섭취하려고 신경을 쓰지만, 목이 마르다는 감각이 없어서 그만 잊어버리고 열사병 증세까지 가는 경우도 있다.

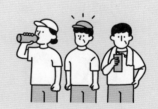

☑ **화장실을 제때 가지 못한다**

요의를 그다지 느끼지 못하다가 갑자기 참을 수 없을 정도로 요의가 밀려와 급하게 화장실에 갈 때가 있다. 이전에 언제 화장실에 다녀왔는지 통 기억이 나지 않는다.

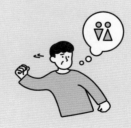

심신 기능 장애 _ 19

미각이나 후각이 둔해진다,
감각이 사라진다

☑ 체크 **이 장애로 인한 생활의 고충**

 간을 잘 맞추지 못해 음식이 밍밍해진다

맛을 느끼지 못해서 요리의 간을 잘 맞추지 못하고 가족에게서 "맛이 싱거워졌다"는 말을 듣는다. 반대로 조미료나 소스를 너무 많이 넣어서 맛이 과해지기도 한다.

 음식 냄새를 맡지 못한다

갓 내린 커피가 눈앞에 있어도 냄새를 맡을 수 없다. 또 요리 중에는 물론 유통기한이 지난 음식이나 신선도가 떨어진 생선의 썩은 냄새도 맡지 못한다.

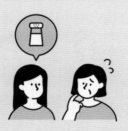

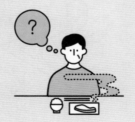

심신 기능 장애 _ 20
체온이나 땀 조절이
되지 않는다

☑ 체크 **이 장애로 인한 생활의 고충**

 냉난방이 과하게 느껴지고, 컨디션이 나빠진다

냉방이 너무 과하게 느껴지고 추워서 견딜 수 없다. 반대로 적
당한 온도의 장소에서도 엄청나게 덥게 느껴지고 땀이 나기도
해서 외출하기가 곤란하다.

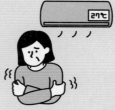

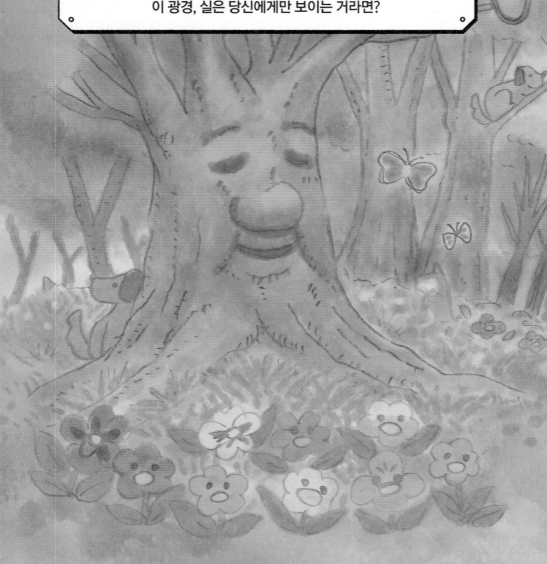

파레이돌리아 숲

이 광경, 실은 당신에게만 보이는 거라면?

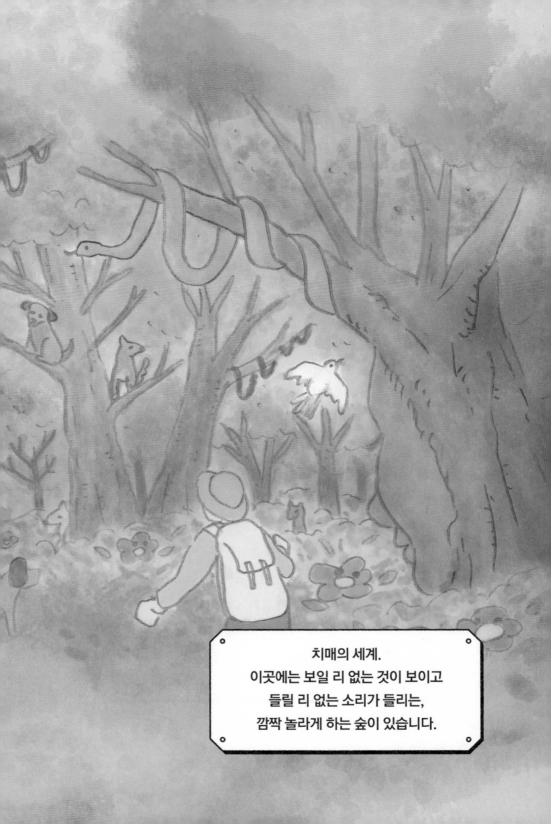

치매의 세계.
이곳에는 보일 리 없는 것이 보이고
들릴 리 없는 소리가 들리는,
깜짝 놀라게 하는 숲이 있습니다.

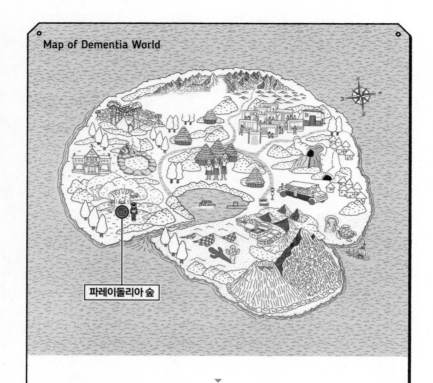

Map of Dementia World

파레이돌리아 숲

울창하고 풍요로운 숲.

언뜻 보면 천국처럼 느껴지는 이 숲을 헤치고 들어가면……

사람 얼굴을 한 나무, 인면수기 그뿐만이 아닙니다.

갑자기 어디서 본 적도 없는 무지개처럼 화려한 색조의 새가 날아오고,

사람 없는 숲에서 들릴 리 없는 노랫소리가 흘러나오고,

나뭇가지는 살아 있는 것처럼 움직이기 시작하고…….

이곳은 마치 동화의 세계.

나만 이렇게 보이는 건 아니……겠지요?

비로소 이해되는 치매의 세계

내게만 보이는
뭔가가 거기에 있다

어린 시절, 벽지의 나뭇결무늬가 사람 얼굴로 보여 밤에는 무서워서 화장실에 갈 수 없었던 경험이 있는 분 꽤 있지요?

이것은 전혀 특별한 일이 아닙니다. 달에는 떡을 찧는 토끼가 보이고, 동그란 구멍 두 개가 뚫려 있는 캔 수거함은 개구리처럼 보이기도 하지요. 이처럼 **사물에서 사람 얼굴이나 동물 모습을 보게 되는 현상**을 '파레이돌리아(pareidolia)'라고 합니다. 이것은 특히 상상력이 넘치는 아이들에게서 더 잘 나타나는 현상이긴 합니다만……

여행자의 소리

최근에 '뭔가 다른 것으로 보여'라는, 말 한마디로는 잘 설명할 수 없는 신기한 체험을 종종 합니다.

친구와 하이킹 갔을 때의 일. **숲속에 강아지가 몇 마리 있었습니다**(121쪽). '왜 이런 곳에 강아지가?'라고 생각하며 친구에게 말을 건네니, "응? 어디에?" 하며 이상한

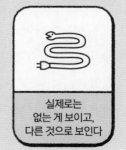

실제로는
없는 게 보이고,
다른 것으로 보인다

표정을 지었습니다.

다시 정신을 가다듬고 약간 숨이 차는 산길을 걷고 있으니, 이번에는 **본 적도 없는 벌레가 날아들어**(121쪽) 눈앞에 머물렀습니다. 긴 더듬이에 광택이 있는 검은 벌레로 장수풍뎅이 정도의 크기였습니다. 하지만 이런 벌레는 본 적이 없어요.

'설마 새로운 품종 발견인가?' 순간적으로 기분이 좋아졌지만, 벌레는 곧바로 눈앞에서 사라져 버렸습니다.

그 뒤 일상생활 중에도 **벌레나 고양이가 보이곤 했는데**(121쪽), 그때마다 가족들이 "그런 거 없어!" 하고 화를 내서 서로 영문을 몰라 나중에는 다투기까지 했습니다. 자, 지금 내 눈앞에서 장난치고 있는 고양이는 뭐라고 해야 할까요?

신기한 체험은 '실제로는 없는 것이 보인다'는 것뿐만이 아닙니다.

하루는 **분명 내가 주차한 차가 갑자기 움직이기 시작한 겁니다**(122쪽). 레스토랑 주차장에 차를 대고 레스토랑에 들어가려던 참이었는데…….

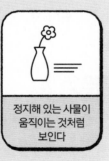

정지해 있는 사물이
움직이는 것처럼
보인다

'사이드브레이크 거는 걸 잊었나!' 하고 놀라서 황급히 차로 돌아가 보니, 엔진은 꺼져 있었고 사이드브레이크도 잘 걸려 있었습니다. 같이 있던 친구가 "무슨 일이야?" 하며 의아한 표정을 지었지만, "좀 걱정이 돼서"라고 얼버무리고 점심 식사를 하러 갔습니다.

그런데 레스토랑의 **벽 무늬는 아무리 봐도 사람 얼굴로 보여서**(121쪽) 진정이 되지 않았습니다. 계속 신경이 쓰여서 대화에 집중하지 못하고 그만 지쳐 버렸습니다.

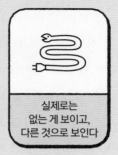

실제로는
없는 게 보이고,
다른 것으로 보인다

그날은 일찍 쉬자 생각하고 집에 돌아와 침실 문을 열었더니 이번에는 **웬 낯선 남자가 내 침대에서 떡하니 자고 있는**(121쪽) 게 아닙니까……!

"악!" 하고 본능적으로 비명을 지르고 말았습니다. 하지만 그 순간 그것은 자고 일어난 뒤 정돈하지 않아 그대로 뭉쳐져 있던 이불로 바뀌었습니다.

하지만 남자가 입고 있던 옷까지 확실히 보였는데요. 비명을 듣고 달려온 가족은 폭소를 터뜨렸지만, 그런 일은 정말 다시 겪고 싶지 않습니다.

이런 일들을 겪고 나서 요즘 나에게만 보이는 게 있다는 걸 이해했습니다. 그리고 보이는 게 있어도 가능한 한 입 밖으로 내지 않으려고 주의를 합니다. 깜빡 잊고 입에 올렸다가는 '이 사람 이상하네'라는 시선을 받게 되니까요. 역시 사람들의 눈이 신경 쓰입니다.

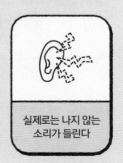

실제로는 나지 않는
소리가 들린다

그래요. 얼마 전에 거실에서 딸과 TV를 보고 있는데 **옆방에서 나는 말소리가 똑똑히 들렸습니다**(123쪽). 이날은 집에 저와 딸 둘뿐이고 다른 가족은 아무도 없었는데…….

저녁이 되어 슬슬 식사 준비를 하려고 '오늘은 생선으로 할까' 메뉴를 생각하고 있는데 이번엔 **어디선지 생선 냄새가 났습니다**(123쪽).

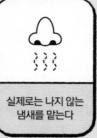

실제로는 나지 않는 냄새를 맡는다

그땐 생선 비린내가 좀 싫었지만 다음 날엔 아침부터 **제가 좋아하는 오렌지 향이 나서**(123쪽), 아무튼 기분이 좋아졌습니다. 나쁜 일만 있는 건 아니라서 이런 것도 괜찮지 않을까 하는 생각도 듭니다.

사실은 뭐가 보이고 들리든 주위 사람들이 "아 그렇구나. 그래서 어떻게 됐어?" 하고 자연스럽게 받아들여 준다면 저도 편안하게 살 수 있지 않을까 생각합니다.

있을 리 없는 사람이나 동물이 확실히 보이는 이유

아무것도 없는 곳에서 현실처럼 또렷이 사람이나 동물, 벌레 등이 보이는 '환시'는 **루이소체 치매**(Lewy body dementia)**의 특유한 증상입니다.**

비로소 이해되는 치매의 세계

루이소체 치매의 환시는 증상이 두드러지지 않는 초기부터 30~40퍼센트의 사람에게서 나타납니다. 끝까지 나타나지 않는 사람도 10~30퍼센트는 됩니다. 환시를 보면서 그 모습을 설명하거나 본 것을 기억하고 있다가 나중에 설명하는 등 본인에게는 어렴풋이 보이는 게 아니라 상당히 뚜렷하게 보이는 것 같습니다.[※]

　　이처럼 **존재하지 않는 사람이나 동물이 확실하게 보이는 것은** 뇌 속에서도 특히 물체 · 얼굴 · 공간 · 위치 · 움직임의 인지와 관련된 부분에 장애가 생겼기 때문이며, 이러한 인지 장애를 환시를 통해 보완하려는 것으로 생각됩니다.

　　여기서 짚어 둘 것은, 사람이 진짜 있는 것처럼 행동하거나 갑자기 나타난 벌레에 놀라 소리치는 것 등은 **이상한 행동이 아니라 정상적인 반응**이라는 점입니다. 본인에게는 실제로 보이는 것이니까요.

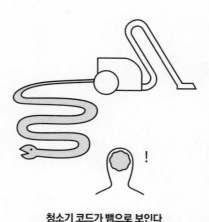

청소기 코드가 뱀으로 보인다

이 이야기, 뭔가와 비슷하지 않습니까?

소중한 물건이나 돈을 도둑맞았다고 생각하는 것도 본인에게는 쇼핑한 기억 등이 남아 있지 않기 때문입니다. 따라서 '돈은 지갑에 있을 것'이라는 생각은 당연하다는 거지요(44쪽 '걷고 싶은 동네').

그렇습니다. 이쪽도 본인의 기억 속에서는 올바른 말을 하고 있습니다. 어쨌든 본인에게는 전혀 이상하지 않은 정상적인 반응인 것입니다.

또한 루이소체 치매가 아니더라도 약물의 부작용 등으로 섬망(일시적 뇌기능 저하)이 왔을 때 환시가 나타나는 일이 있습니다. 그러나 '섬망 상태 때의 기억은 없다'고 합니다.

※ 히구치 나오미《내 뇌에서 일어난 일 루이소체 치매로부터의 부활》

　　　　　　　　　　　　　　　　비로소 이해되는 치매의 세계

실제로는 없는 게 보이고, 다른 것으로 보인다

☑ **체크** 이 장애로 인한 생활의 고충

침실에 낯선 남자가 보인다

침실에 들어선 순간, 모르는 남자가 침대에 자고 있어서 너무 놀랐다. 흠칫흠칫하면서 다시 제대로 보니 이불이었다. 희미하게 보인 게 아니라 얼굴도 몸도 뚜렷이 보여서 진짜인지 환각인지 전혀 구별이 안 되었다.

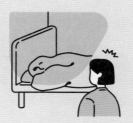

운전 중 실제로는 없는 벌레가 보인다

운전 중에 커다란 벌레가 앞 유리창에 붙었다. 자세히 보니 털이 나 있고 다리가 여섯 개 있는 진짜 벌레로 보였다. 날아다녀서 손으로 쫓으려고 했더니 사라져 버렸다.

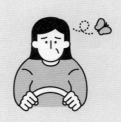

심신 기능 장애 _ 22

정지해 있는 사물이 움직이는 것처럼 보인다

☑ 체크 **이 장애로 인한 생활의 고충**

간장이 움직이는 것처럼 보인다

작은 접시에 부어 둔 간장이 움직였다. 간장이 움직이다니 있을 수 없는 일이지만, 눈앞에서 마법이 일어나듯이 스르륵 움직이는 모습이 확실히 보였다.

주차한 차가 움직이는 것처럼 보인다

차 밖으로 나온 순간, 차가 슬슬 굴러가기 시작한다. '사이드브레이크 거는 걸 잊었나 보다' 하고 당황해서 차로 돌아갔지만, 브레이크는 잘 걸려 있었다. 함께 있던 딸은 "안 움직였어"라고 말했으나 내 눈엔 확실히 움직이는 것으로 보였다.

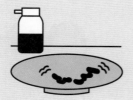

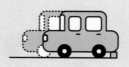

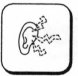

심신 기능 장애 _ 23

실제로는 나지 않는 소리가 들린다

 체크 **이 장애로 인한 생활의 고충**

실제로는 없는 사람의 목소리나 인기척을 느낀다

옆방에 아무도 없다는 걸 알고 있는데도 옆방에서 소리가 들리고, 밖에 구급차가 지나가지 않는데도 구급차 소리가 들린다. 누군가가 뒤로 지나가는 듯한 느낌도. 주위 사람에게는 보이거나 들리지 않아서 이상한 눈초리를 받게 된다.

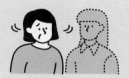

심신 기능 장애 _ 24

실제로는 나지 않는 냄새를 맡는다

 체크 **이 장애로 인한 생활의 고충**

실제로는 나지 않는 생선 썩은 냄새가 난다

마트에서 방금 사 온 생선회를 접시에 담는데 썩은 생선 냄새가 났다. 유통기한도 남아 있어 '이상하다' 싶어서 남편에게 확인했더니 "그런 냄새는 안 나는데"라고 했다.

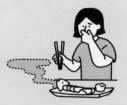

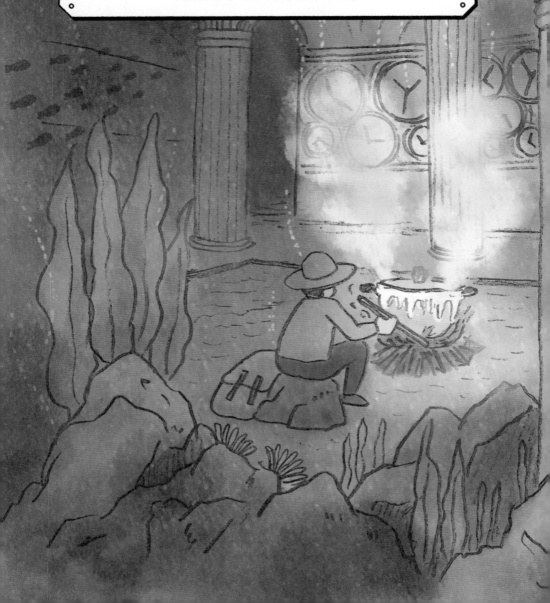

시간 왜곡 궁전

이 궁전에서 나갈 때 당신의 나이는?

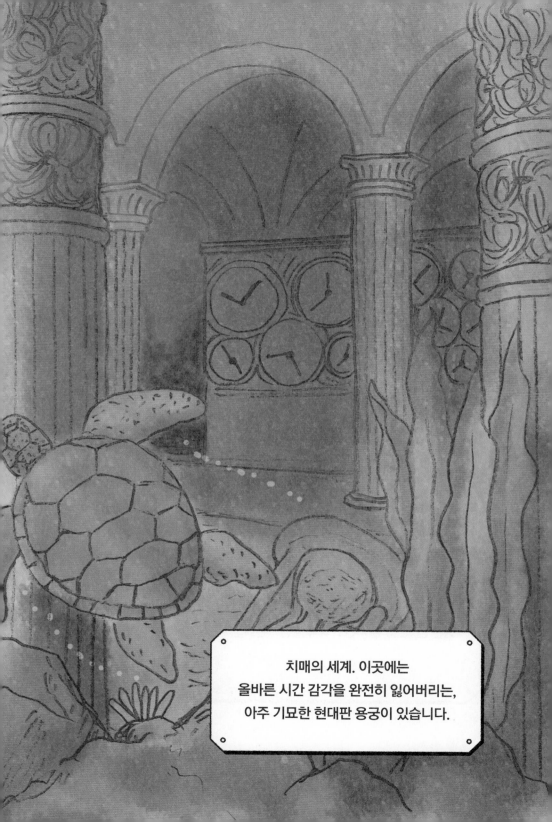

치매의 세계. 이곳에는
올바른 시간 감각을 완전히 잃어버리는,
아주 기묘한 현대판 용궁이 있습니다.

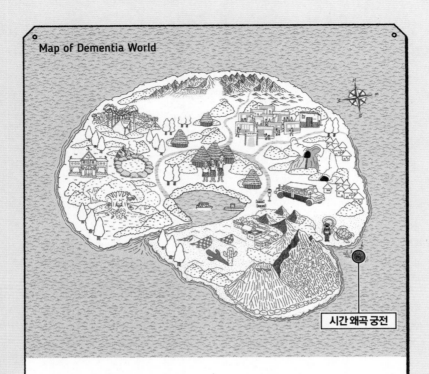

Map of Dementia World

시간 왜곡 궁전

그저 몇 분 정도 음악을 듣고 있었을 뿐인데 반나절이 지나 버리는 방.
점심을 먹으려고 했는데 어느 틈엔가 컴컴한 저녁 시간이 되는 식당.
그리고 수십 년 전 결혼식의 추억이 어제 일처럼 느껴지는 교회…….
그렇습니다. 이 궁전의 시곗바늘은 일정한 리듬으로 가지 않고
독자적인 시간을 가리킵니다. 거북이가 느긋하게 헤엄치는 것처럼
천천히 흐르다가도 날치가 단박에 튀어 오르듯 지나가기도…….
이런 변덕스러운 시간의 해류를 당신은 헤엄쳐 나갈 수 있습니까?

비로소 이해되는 치매의 세계

'오늘 무슨 요일이지?'
하루에도 몇 번씩 생각한다

먼 나라로 여행을 갈 때 '시차' 때문에 힘들지요. 시차라는 것은 말하자면 '체내 시계'와 '실제 시간'이 어긋나는 것입니다.

또 황금연휴나 방학이면 문득 오늘이 무슨 요일인지, 평일인지 휴일인지 아리송한 경우가 있지 않습니까? 인간의 시간 감각은 환경의 변화나 컨디션에 따라 사실 아주 쉽게 뒤틀릴 수 있는 것입니다.

여행자의 소리

얼마 전에 점심으로 소면을 삶고 있었습니다. 물을 끓인 뒤 냄비에 소면을 넣고 '이제 다 익었으려나' 하고 꺼냈는데 푹 삶아져 흐물흐물한 겁니다.

1, 2분 삶으려고 했는데 웬일인지 20분 가까이 지나 버렸습니다(133쪽). 그 사이 뭔가 다른 일을 한 것도 아니고 계속 냄비 앞에 서 있었는데도요.

최근에 냄비나 주전자를 불에 올려놓으면 물이 완전히 졸아들어서

시간 경과를 느끼는 감각이 흐트러지거나 사라진다

바닥까지 바싹 타는(28쪽) 경우도 종종 있습니다. 탄내를 맡고 나서야 당황해서 불을 끄곤 합니다.

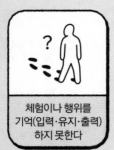

체험이나 행위를
기억(입력·유지·출력)
하지 못한다

치매 증상이 나타난 뒤로는 시간 감각이 어긋난 것 같고, 그런 일이 자주 일어납니다. 체내 시계의 바늘이 움직이는 속도가 불규칙해져서 누군가가 말해 줄 때까지는 실제 시간과 다르다는 것을 깨닫지 못합니다. 시간을 착각해서 고생하면서도 어떻게든 요리를 완성해서 식사를 마쳤지만, 그 뒤에도 신기한 시간 감각이 제 주위를 감돌고 있습니다.

지금은 제 자신의 눈과 타이머에 의지해서 요리하고 있습니다. 체내 시계에 의지하던 시절에는 타이머가 이렇게 편리한 물건인지 몰랐습니다. 타이머는 제 '체외' 시계가 되어 올바르게 시간을 측정해 주는 중요한 도구입니다.

가스레인지 불 끄는 걸 잊는 이유

카레를 끓이는 동안 친구에게 보낼 답장 메시지……를 생각하며 스마트폰을 만지작거리다가 그만 끓이고 있던 걸 깜빡 잊어버린다. 그런 일은 누구에게나 흔히 있는 일입니다. 이것은 보통 말하는 '건망증' 입니다.

하지만 기억 장애는 몇 분 전에 **가스레인지에 끓일 걸 올려 두었던 것 자체를 완전히 잊어버리는** 것입니다(16쪽 '미스터리 버스').

그리고 기억 장애뿐 아니라 이번에 나온 이야기에는 **시간 감각의 왜곡**도 크게 작용하고 있습니다.

요리가 익숙한 사람이라면 파스타를 익히는 10분간, 익숙하지 않은 사람이라도 컵라면을 불리는 3분간이 어느 정도인지는 감각적으로 대략 알 수 있습니다. 물론 이제 10분쯤 되지 않았나 싶을 때 보면 8분이거나 15분이거나 하는 식으로 다소의 차이는 있겠지요.

하지만 치매가 있는 경우에는 순간 깨닫고 보니 몇 시간이 지났거나, 혹은 **시간이 경과하는 감각 자체를 잃어버리는** 경우가 있습니다.

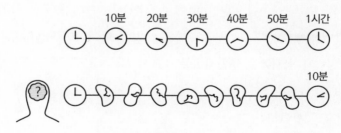

아, 이제 10분 정도 됐나?

점심을 먹고 다시 집안일을 하기까지 1시간 정도는 제 휴식 시간입니다.

그날도 여느 때처럼 소파에서 느긋하게 쉬고 있었어요. **딱히 잠이 부족하지도 않아서 낮잠 잘 생각도 없었는데, 딸이 불러서 정신을 차려 보니 벌써 6시였습니다**(134쪽). 창밖이 어둑어둑해서 '아침까지

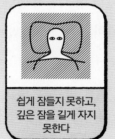

24시간 단위의
시간 감각을
상실한다

잤나!' 싶었는데, 딸이 동아리 활동에서 막 돌아온 오후 6시였어요. 배는 고픈데 아침밥을 만들어야 할지 저녁밥을 만들어야 할지 판단이 서기까지 좀 시간이 걸렸습니다(웃음).

그런 날이 계속되니 **아침과 밤이라는 감각이 점점 흐려지고, 밤에 눈이 또록또록해져 잠 못 드는**(134쪽) 날이 늘었습니다. 그래서 부지런히 시계를 보며 되도록 규칙적인 생활을 하려고 주의를 기울였습니다. 하지만 요즘에는 아침에 일어나면 **오늘이 무슨**

쉽게 잠들지 못하고,
깊은 잠을 길게 자지
못한다

요일인지, 심지어 몇 월인지 모르기도 합니다(135쪽).

요일 확인하는 걸 깜빡하면 정해진 요일에 쓰레기를 버리지 못해서 집에 점점 쓰레기가 쌓입니다.

얼마 전에는 친구 부부가 놀러 와서 문

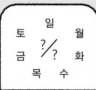

날짜, 요일, 월
감각을 잃는다

득 "결혼한 지 몇 년 됐지?" 하고 물어보길래 떠올려 보려고 했으나 제 머릿속에선 그동안 겪은 일들의 시간 순서가 뒤죽박죽이 되어 있었습니다.

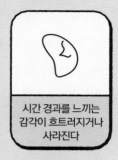

시간 경과를 느끼는 감각이 흐트러지거나 사라진다

기억을 거슬러 올라가 세어 보려고 해도 '30년 전인가?' 하면 그런 것 같기도 하고, '지난 달이었나?' 하면 또 그런 것 같기도(133쪽) 한 지경에 이르렀습니다.

체내 시계가 고장 나는 이유

체내 시계는 '사람 몸속의 약 24시간 주기의 리듬'을 말합니다.

이 리듬은 하나의 시계로 째깍째깍 가는 게 아니고, 인간의 뇌·장기·피부 등의 세포 하나하나에 다양한 시계가 있어서 그것들이 상호작용하면서 리듬을 만들어 내는 것입니다.[※]

그렇기 때문에 모든 체내 시계가 뿔뿔이 어긋나지 않도록 몸속에서는 다양한 조정이 이루어지는데, 그 조정을 어지럽히는 요인이 몇 가지 있습니다.

※ 곤 나오히로, 후카다 요시타카 〈생활시간과 건강생물시계와 몸의 리듬〉《학술의 동향》 24권 5호 2019년 8월

첫째는 뇌의 '시각교차상핵'이라는 부분에 장애가 일어난 것입니다. 이곳은 태양의 빛을 감지해 바깥 세계와 시간의 어긋남을 조정해 체내 모든 시계의 어긋남을 한 번에 맞추는 '마스터 시계'와 같은 역할을 하고 있습니다.[*]

둘째는 신체의 다양한 감각기관으로부터 들어오는 지각 정보의 장애입니다. 예를 들어 아침을 먹으면 된장국의 염분이 몸속으로 들어가 위와 간이 움직이기 시작하고 혈압이 내려갑니다. 체내에 들어오는 이런 정보에 의해 몸은 '아침'이라는 시간을 인지합니다.

그러나 감각이 무뎌지거나 혈압 조절이 잘 되지 않으면(98쪽 '카멜레온 온천') 모처럼 아침을 제때 먹어도 제대로 '아침'이라고 인식하지 못해 체내 시계가 어긋납니다.

셋째는 사회적 활동이 변함에 따라 일어나는 문제입니다. 치매의 영향으로 외출이 줄어들어 하루 종일 실내에서 지내면 햇빛을 받는 시간이 줄어들고 활동량이 떨어집니다. 그렇기 때문에 '마스터 시계'인 뇌의 '시각교차상핵'을 자극해야 할 햇빛이 전해지지 않고, 몸 안으로 들어오는 정보가 불충분해지는 것입니다.[※※] 그 때문에 시간 왜곡이 더 심해집니다.

※※ 오카 야스노리 〈'Symposium 03-4' 신경질환에서의 수면장애, 치매에서의 수면장애〉 《임상신경학》 54권 12호 2014년 5월

심신 기능 장애 _ 25

시간 경과를 느끼는 감각이 흐트러지거나 사라진다

☑ **체크** 이 장애로 인한 생활의 고충

 조리 시간을 가늠하지 못한다

파스타를 10분 삶는다고 알고 있어도 10분이 어느 정도인지 감각적으로는 알 수 없어서 푹 삶아 버린다. 고기를 구울 때 새카맣게 태우기도 하고, 덜 익히기도 한다.

 전철에 어느 정도 타고 있었는지 모른다

승차 시간이 너무 길게 느껴져서 다른 노선을 잘못 탄 건 아닌지 초조해한다. 반대로 승차 시간이 너무 짧게 느껴져 생각한 것보다 빨리 목적한 역에 도착하는 일도.

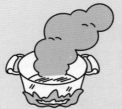

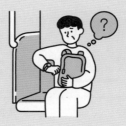

 '오랜만'이라는 감각이 없다

친구를 만나도 '오랜만'이라는 감각이 없다. 언제 사귄 친구인지, 마지막으로 본 게 언제인지, 그 시기부터 어느 정도 세월이 흘렀는지 모르겠다.

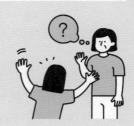

심신 기능 장애 _ 26
24시간 단위의 시간감각을 상실한다

☑ 체크 **이 장애로 인한 생활의 고충**

 ## 식사 시간을 알지 못한다

하루의 시간 감각이 사라져서 언제 아침, 점심, 저녁을 먹어야 할지 모르겠다. 그 때문에 아침을 먹고 바로 점식 식사를 준비한다든지, 심야에 저녁을 먹는다든지 하여 생활 리듬이 흐트러진다.

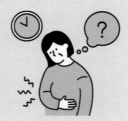

심신 기능 장애 _ 27
쉽게 잠들지 못하고, 깊은 잠을 길게 자지 못한다

☑ 체크 **이 장애로 인한 생활의 고충**

 ## 밤잠을 잘 수 없다

아침·점심·저녁 시간 감각이 사라져 밤에도 두뇌가 활동하는 느낌이 들어 잠을 잘 수 없다. 특히 하루 종일 실내에 있어서 햇볕을 못 쬐거나 날씨가 계속 흐리면 시간 감각이 더 둔해진다.

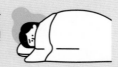

비로소 이해되는 치매의 세계

심신 기능 장애 _ 28

날짜·요일·월 감각을 잃는다

☑ **체크 이 장애로 인한 생활의 고충**

쓰레기 버리는 날을 모른다

요일을 인식하지 못해서 쓰레기 버리는 걸 잊어버린다. 타지 않는 쓰레기나 페트병, 재활용품 등 버리는 요일이 따로 정해진 경우에는 더 기억하기 힘들어서 못 버리고 쌓아두게 된다.

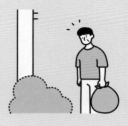

☑ 일·통원·주간보호센터 방문 등 정기적인 스케줄을 모른다

요일을 모르게 되니 매주 한 번씩 다니던 주간보호센터에 가는 걸 잊어버린다. 오늘이 몇 월 며칠인지 몰라서 스케줄 수첩에 메모해 두었던 월 1회 병원에 가는 일정을 잊어버린다. 그 때문에 하루에 여러 번 날짜나 요일, 스케줄을 확인한다.

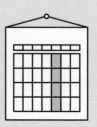

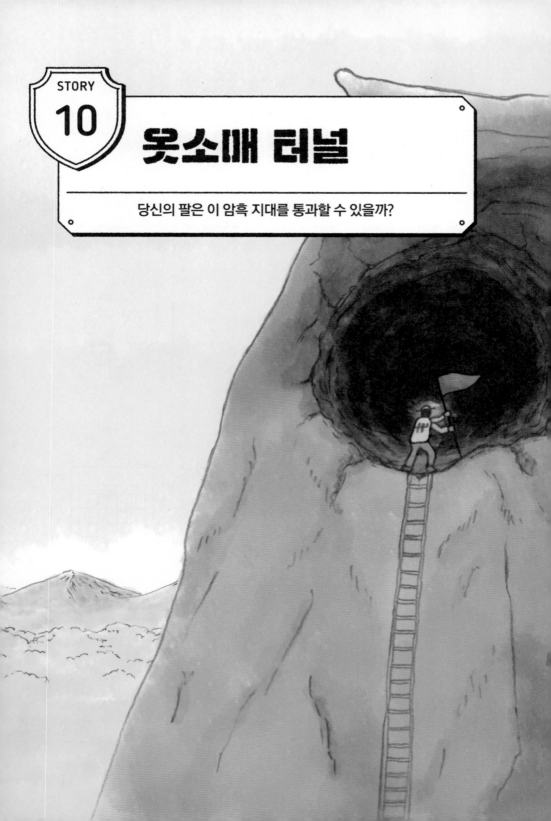

STORY
10

옷소매 터널

당신의 팔은 이 암흑 지대를 통과할 수 있을까?

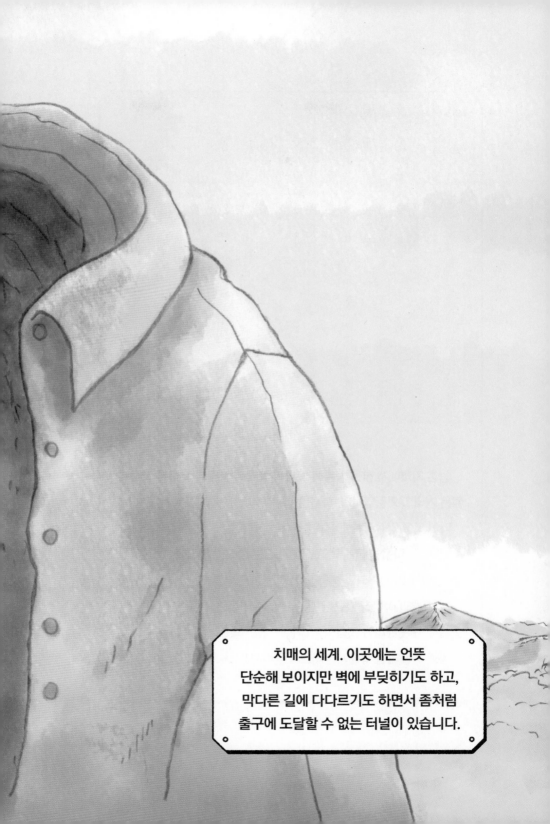

치매의 세계. 이곳에는 언뜻
단순해 보이지만 벽에 부딪히기도 하고,
막다른 길에 다다르기도 하면서 좀처럼
출구에 도달할 수 없는 터널이 있습니다.

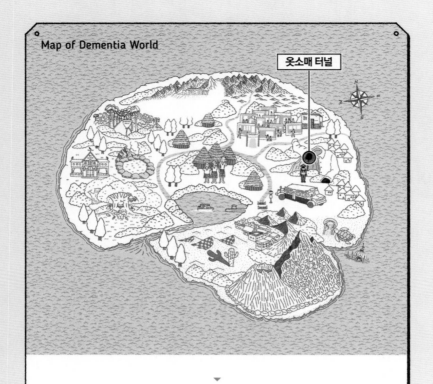

Map of Dementia World

옷소매 터널

농촌 지역에서 산을 관통해 도시 지역으로 뻗은 이 터널은 아주
짧은 거리의 외길입니다. 하지만 입구부터 앞을 내다볼 수 없습니다.
마치 끝을 알 수 없는 깊숙한 곳까지 이어지는 블랙홀 같습니다.
마음을 굳게 먹고 들어가도 눈 깜빡할 사이에
잃게 되는 거리와 방향감각. 몇 번이고 부딪히는 벽…….
그뿐만 아니라 기묘한 것은 지날 때마다 보송보송했다가
뻣뻣했다가 촉감이 달라집니다. 그리고 마지막에는
몸을 어떻게 움직여야 할지조차 몰라서 멍하니 서 있게 됩니다.

비로소 이해되는 치매의 세계

자신의 '의사'와
신체의 '움직임'이 어긋난다

컵을 들고, 공을 던지고, 글자를 쓰고, 옷을 입는다. 아무것도 아닌 일 같으나 자신의 신체를 마음 가는 대로 움직이는 것은 실은 무척 어려운 일입니다.

시험 삼아 자신이 운동하고 있는 모습을 스마트폰으로 촬영하여 확인해 보십시오. **자신의 자세나 움직임이 상상했던 것과는 다를 것입니다.** 야구선수가 자신의 타격 자세를 촬영해서 체크하는 것은 이런 이유 때문입니다. 자기 생각이나 의사와 신체의 움직임이 어긋나는 것은 누구에게나 자주 일어나는 일입니다.

여행자의 소리

 뭐랄까 내 몸이 내 것이 아닌 듯 느껴지는 일이 있었습니다. 아침부터 외출할 일이 있어서 옷을 갈아입던 참이었습니다.

우선 행거에 걸려 있던 옷으로 손을 뻗어 보기는 했는데 **거리를 잘 알 수가 없어서**

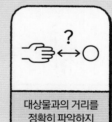

대상물과의 거리를 정확히 파악하지 못한다

(145쪽) 손에 잘 잡히지 않았습니다. 힘들게 옷을 집기는 했는데 이번에는 옷의 **상하·좌우·안팎이 정확하게 구분이 되지 않고**(95쪽), 팔을 어디로 넣어야 할지 알 수가 없었습니다(146쪽).

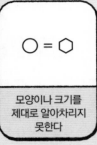

모양이나 크기를 제대로 알아차리지 못한다

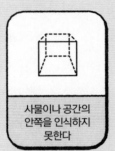

사물이나 공간의 안쪽을 인식하지 못한다

다행히 소매에 손을 집어넣어도 도중에 걸리면 그걸로 끝. 거기서 **어느 방향으로 팔을 뻗어야 할지 알 수가 없어서**(161쪽) 막막해졌습니다. 마치 미로를 헤매고 있는 것처럼…….

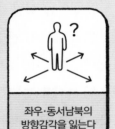

좌우·동서남북의 방향감각을 잃는다

게다가 '아, 여기다!' 하고 출구를 찾아도 **그쪽을 향해 팔이 잘 뻗어지지 않았습니다**(147쪽). 여러 번 시도해도 좀처럼 해결되지 않아서 옷 한 벌을 입는 데 1시간 넘게 걸렸습니다.

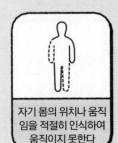

자기 몸의 위치나 움직임을 적절히 인식하여 움직이지 못한다

'대체 어떻게 된 걸까…….' 나가야 하는 시간이 되어서 서둘러 양말을 신으려고 했습니다. 그랬더니 이번에는 **양말을 제대로 신을 수가 없었습니다**(147쪽).

섰다 앉았다를 반복한 사투 끝에 '어떻게든 신었다!'……고 생각했습니다. 하지

비로소 이해되는 치매의 세계

만 남편이 "양말 뒤꿈치가 위로 올라왔는데?" 하는 겁니다. 이젠 다시 신을 기력도 없어서 그날은 결국 외출을 포기하고 말았습니다.

어린 시절에는 단추를 잘못 채우거나 소매에 머리를 끼워 넣거나 하는 식으로 제대로 입지 못하면 부모님이 도와주시는 일이 있었지요. 하지만 성인이 되어서는 옷을 입는 어려움은 깨끗이 사라졌습니다. '옷 입는 방법을 잊었단 말인가……' 생각해 봤지만 옷 입는 순서는 알고 있으니 아무튼 기억 장애와는 다른 증상 같습니다.

그렇게 여러 옷을 매일 시도하다 보니 입기 쉬운 옷과 힘든 옷이 있다는 것을 알게 되었습니다.

우선 옷의 형태입니다. 어느 정도 옷의 형태가 확실히 잡혀 있는 것이 좋습니다. 얇은 카디건처럼 부드러운 소재는 금방 접혀서 옷의 전체 형태를 알 수 없게 됩니다. 어디를 잡고 어디서부터 입어야 하는지 모르겠습니다.

옷의 형태를 파악하기 위해서 목 뒤쪽에 표시하는 것이 효과적이었습니다. 그 표시된 부분을 들어 올리면 위아래와 안팎을 파악할 수 있어 편리합니다. 하지만 사실대로 말하자면 가진 옷 전부를 팔 끝까지 펼친 형태로 나란히 놓아두면 도움이 됩니다.

그다음엔 소재도 중요합니다. 가슬가슬한 소재면 가장 빨리 입을 수 있어요. 피부에 들러붙지 않아서 소매 구멍만 찾으면 팔을 쭉 통과시킬 수 있으니까요. 뻣뻣한 소재는 모처럼 구멍을 발견해도 팔이 걸린 순간 어떻게 움직이면 좋을지 몰라 혼란스럽습니다.

또 소매 구멍을 찾기 위해서는 안쪽에 표시 테이프를 둥글게 붙여 두면 입구를 쉽게 찾을 수 있으니 추천합니다.

내 몸이 내 뜻대로 움직이지 않는 것은 옷 입을 때만이 아닙니다.

시어머니에게서 전화가 왔을 때의 일입니다. 남편에게 전해달라는 말을 듣고 메모장에 휘리릭 적었습니다. 하지만 귀가한 남편이 메모장을 보고 이런 말을 했습니다. "뭐라고 썼는지 전혀 모르겠어." 그럴 리가 없다면서 메모를 보니 거기엔 마치 **아라비아 문자와 같은 읽을 수 없는 글자가 나열되어 있었습니다**(147쪽).

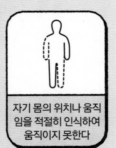

자기 몸의 위치나 움직임을 적절히 인식하여 움직이지 못한다

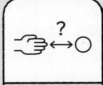

대상물과의 거리를 정확히 파악하지 못한다

그래요. 저녁을 먹을 때도 곤란한 일이 생깁니다. 물을 마시려고 **컵에 손을 뻗기는 했는데 제대로 잡을 수 없었습니다**(145쪽). 겨우 잡았나 싶었는데, **입으로 옮기기까지 몇 번이나 흘리고 말았습니다**(145쪽).

비로소 이해되는 치매의 세계

옷 갈아입기가 힘들어지는 이유

치매가 있는 분들은 옷 갈아입기를 거부하고, 같은 옷만 입고 싶어 하기도 합니다. 하지만 **이것은 하나의 옷에 집착하는 것도 갈아입는 것을 싫어하는 것도 아닙니다.** 실은 '**옷을 입고 벗기가 어려우니 최대한 입기 편한 옷을 입고 싶다**'는 마음이 깔려 있는 경우가 많습니다.

옷을 입고 벗기가 어려운 이유는 몇 가지로 생각해 볼 수 있습니다.

첫째는 **자신의 손발 위치나 움직이는 방향을 모르기 때문**입니다. 사람의 뇌에는 '**신체 지도**'라는 것이 있다고 합니다. 그 지도에 따르면 머릿속에서 자신의 손발이 어느 정도 긴지, 어디서 손발이 구부러지는지, 어떻게 움직일 수 있는지 등을 파악하고 있습니다.

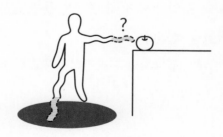

손발은 어디까지 뻗을 수 있는가?

인지 기능 장애로 인해 **그 신체 지도를 알 수 없게 되어** 손발의 위치를 파악하거나 적절한 위치로 움직이기 어려워지는 것입니다.

미국 메이저리그에서 뛰었던 이치로 선수는 정밀한 신체 지도를 지녔기 때문에 안타를 쳤을 때 '손·팔·팔꿈치·허리·무릎 등 자신의 신체 각 부분이 어떻게 움직이는지 전부 지각하고 언어화할 수 있었다'고 합니다. 그 지도를 끊임없이 수정하고 갱신함으로써 4367개라는 엄청난 수의 안타를 칠 수 있었습니다.

둘째는 **공간을 인식하는 능력의 문제**입니다. 우리는 셔츠 소매에 손을 넣을 때 옷 전체 형태를 파악하고, 자신의 손에서 소매 구멍까지의 거리와 방향을 가늠해서 손을 소매 끝까지 움직입니다.

그러나 인지 기능에 장애가 생기면 옷의 입체적 형태를 파악하기 어렵고, 소매 구멍이 어디에 있는지 몰라서 생각대로 손을 집어넣을 수 없습니다.

셋째는 **동작 순서를 모르게 되기 때문**입니다. '티셔츠를 입는다'는 단순한 동작을 분해해 보면 복잡한 과정으로 이루어져 있습니다. **옷을 잡는다 → 옷의 형태를 파악한다 → 옷의 하단을 잡고 머리를 넣는다 → 옷 안에서 소매 구멍을 찾아 손을 통과시킨다 → 옷깃으로 머리를 빼낸다**

이 순서 어딘가에서 실패하면 혼란스러워지고 더 이상 앞으로 나아갈 수 없게 되는 것입니다.

심신 기능 장애 _ 29
대상물과의 거리를
정확히 파악하지 못한다

☑ **체크** 이 장애로 인한 생활의 고충

☑ **그릇이나 컵을 잘 들지 못한다**

그릇이나 컵의 어디를 잡아야 할지 몰라서 안정적으로 들 수 없다.
잡는다 해도 입까지의 거리를 파악하지 못해서 입가에 흘리고 만다.

☑ **빨래 널기가 힘들다**

옷걸이를 옷의 어디로 넣어서 어느 방향
으로 통과시키면 좋을지 모르겠다. 빨래
집게나 빨래 건조대와 빨랫감의 거리를
가늠하기 어려워 떨어뜨리기도 한다.

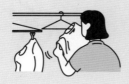

☑ **쇼핑 카트를 잘 밀 수 없다**

마트에서 맞은편에서 오는 사람이나 선
반과 부딪치지 않도록 움직이기가 어렵
다. 거기에 너무 집중하면 정작 사려던
물건을 잊어버리는 경우도 있다.

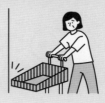

☑ **앞차에 바짝 붙거나 추돌한다**

차간 거리를 일정하게 유지하기 어렵다. 신호나 보행자에
게 신경이 쏠리면 앞차에 바짝 붙거나 간격이 너무 벌어지
거나 해서 다른 차가 경적을 울려 댄다.

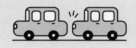

치약을 칫솔 위로 짜지 못한다

칫솔 방향이나 치약과의 거리를 알 수 없어서 칫솔 위에
치약이 알맞게 올라가도록 짜기 어렵다.

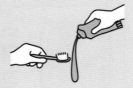

심신 기능 장애 _ 30

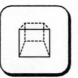

사물이나 공간의 안쪽을
인식하지 못한다

 체크 **이 장애로 인한 생활의 고충**

열쇠로 열고 잠그기 어렵다

방향이나 구멍까지의 거리를 알 수 없어
서 꽂아 넣지 못한다. 꽂더라도 올바른
방향으로 돌리기 어렵다. 겨우 익숙해져
도 다른 열쇠로 바뀌면 또다시 열고 잠그
지 못한다.

지갑에서 돈을 잘 꺼내고
넣지 못한다

잔돈을 지갑에 잘 넣지 못하고 떨어뜨리
고 만다. 또 지갑 속에 뭐가 있는지, 무엇
을 어디에 넣었는지도
모른다.

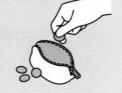

가방이나 봉지에서 물건을 잘 꺼내고
넣지 못한다

꺼내고 싶은 것을 향해 손을 잘 움직이지 못한다. 넣을 때도 가
방의 안쪽과 바깥쪽이 같은 색이면 구별이 되지 않아서 제대
로 집어넣지 못한다.

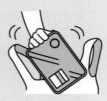

계단 내려가기가 무섭다

계단을 내려갈 때 발을 어느 정도 앞으로 움직이면 좋을지 모르겠다. 높낮이 차이가 있는 것처럼 보이지 않아서 발을 디딜 때 비로소 높이 차이가 있는 것을 실감한다.

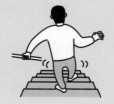

주차가 어렵다

후진 주차를 할 때 좌우나 후방 거리감 판단이 어렵다. 백미러로 보기도 하고 직접 돌아보기도 하지만, 핸들을 좌우 어느 쪽으로 꺾어야 하는지 몰라서 혼란스럽다.

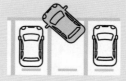

심신 기능 장애 _ 31
자기 몸의 위치나 움직임을 적절히 인식하여 움직이지 못한다

☑ 체크 이 장애로 인한 생활의 고충

신이나 양말, 슬리퍼를 신기 힘들다

발을 앞뒤와 좌우 어느 쪽으로 어느 정도 움직이면 좋을지 몰라서 신발을 신을 수 없다. 특히 좌우를 알기 어려운 슬리퍼는 한쪽 발의 존재를 잊고 한쪽만 신기도 하고, 양말은 형태를 알아보기 힘들어서 발뒤꿈치가 위로 올라오게 신기도 한다.

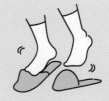

☑️ 옷 입기가 힘들다

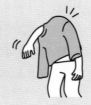

옷의 형태를 파악하기 힘들고, 옷의 안쪽을 인식할 수 없어서 어디로 팔을 넣어야 하는지 모른다. 주위 사람에게서 "오른손을 올려요"라고 조언을 들어도 오른손이 어느 쪽인지 몰라서 움직이지 못한다.

☑️ 화장이나 면도를 하거나 액세서리 달기가 힘들다

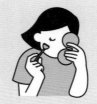

아이라인이나 마스카라를 그릴 때 손을 어떻게 움직여야 하는지 모른다. 메이크업은 매일 하지 않으면 순서를 잊어버린다. 귀걸이는 잡기도 어렵고, 귓불에서 섬세하게 움직이기도 힘들다.

☑️ 뚜껑이나 봉지를 열지 못한다

페트병 뚜껑을 돌리는 방향이나 힘주는 방법을 몰라서 열 수가 없다. 푸딩통 뚜껑을 따거나 과자 봉지를 앞뒤에서 잡아서 뜯거나 찢어서 여는 것도 어렵다.

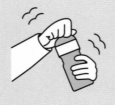

☑️ 이를 능숙하게 닦지 못하며, 덜 닦인 곳이 많다

입안에서 칫솔을 능숙하게 움직이기 힘들다. 칫솔의 방향을 바꾸면서 손을 움직이기 어려워 안쪽이나 닦기 어려운 곳은 아무리 해도 덜 닦인 곳이 생긴다.

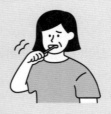

비로소 이해되는 치매의 세계

☑ 냉온수 조절이 어렵다

수도꼭지를 돌리거나 올리는 손놀림이 어렵다. 또 버튼이나 바를 누르는 방식, 빨간색이나 파란색으로 온도를 조절하거나 바를 좌우로 돌리는 방식 등 조작 방법이 다양해서 혼란스럽다.

☑ 자전거 브레이크를 잘 쥐지 못한다

자전거 핸들과 브레이크 사이의 거리를 잘 모른다. 손이 닿지 않기도 하고, 브레이크를 쥐어도 힘을 주는 방향을 모를 때도 있다.

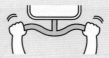

☑ 운동 중 몸을 뜻대로 움직이지 못한다

손발과 몸을 움직이는 법을 모른다. 요가 교실에서 선생님을 따라 하려고 해도 보고 들은 대로 몸을 움직일 수 없다.

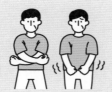

☑ 가위를 사용하기 어렵다

가위를 쥐는 방법이나 자를 때 힘을 주는 방법을 모른다. 또 자르고 싶은 방향으로 종이를 움직인다든지, 종이를 가윗날 사이에 두는 것이 어렵다.

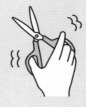

☑ 글자를 반듯하고 예쁘게 쓰지 못한다

펜을 쥐는 법이나 움직이는 법, 종이와의 거리를 모른다. 제대로 썼다고 생각하지만 가족들은 "글자가 괴발개발이라 못 읽겠다" 하고, 스스로 나중에 다시 봐도 읽을 수 없는 글자가 적혀 있다.

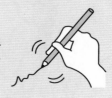

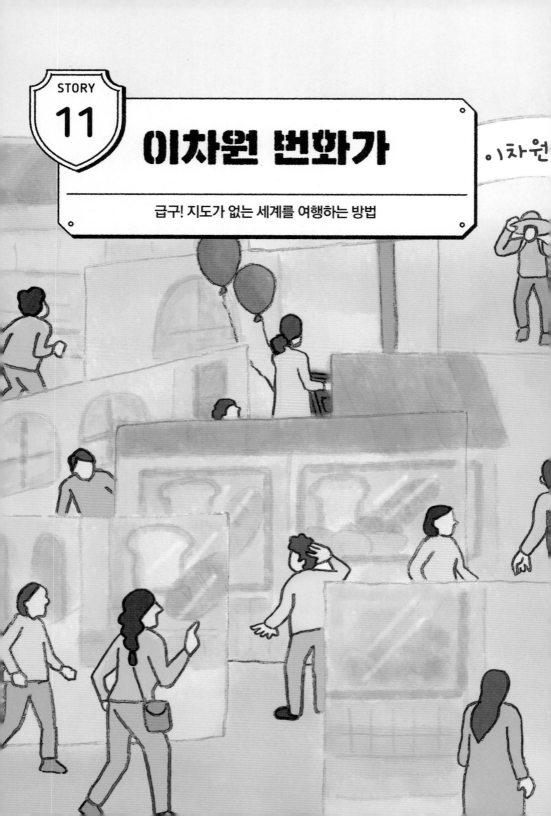

STORY
11

이차원 변화가

급구! 지도가 없는 세계를 여행하는 방법

이차원

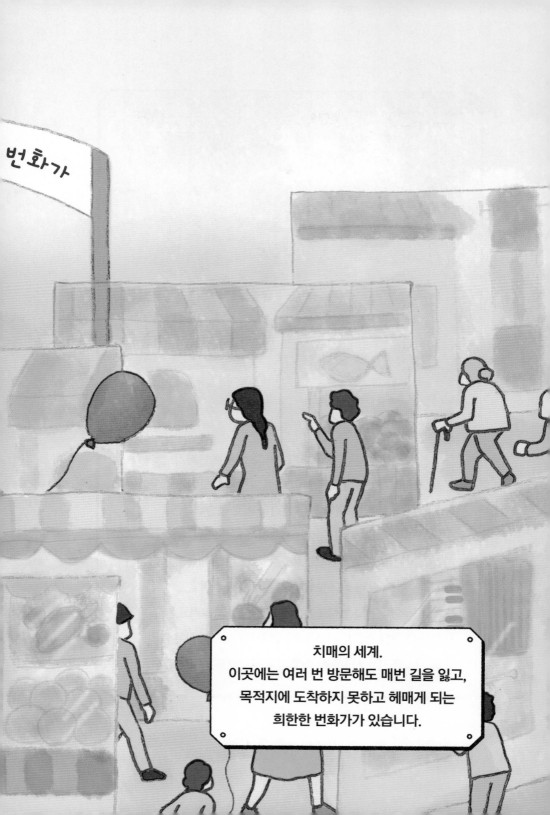

번화가

치매의 세계.
이곳에는 여러 번 방문해도 매번 길을 잃고,
목적지에 도착하지 못하고 헤매게 되는
희한한 번화가가 있습니다.

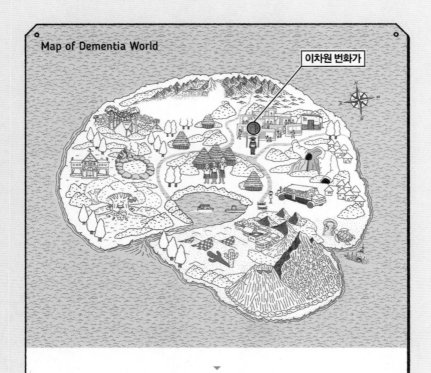

Map of Dementia World

이차원 번화가

이 세계에서 가장 화려한 거리, 이차원 번화가.

이 거리에서는 눈앞의 풍경이 평면 그림처럼 보이기 때문에

'가깝다', '멀다'라는 감각이 별로 없습니다.

눈앞의 이차원 경치가 전부라서 자신의 위치를

하늘에서 내려다보는 방식으로 그린 '지도'는 존재하지 않습니다.

게다가 걷다 보면 방향은 불시에 바뀌고,

안내판의 화살표는 엉뚱한 방향을 가리키고,

표지가 될 만한 건물은 돌연 사라져 버리는 요지경 같은 거리…….

이 거리를 걷는 사람들은 어떻게 목적지에 도착하는 걸까요?

거리·방향·깊이……
지도를 읽는 감각이 사라져 간다

지도를 읽지 못하고 동서남북을 모르겠다는 사람들이 많지요. 처음 방문한 역에 내리면 우선 역사 안에 있는 지도를 보고……. 최근엔 그저 스마트폰의 지도 앱을 보나요?

하지만 지도를 봐도 자신이 어느 방향을 향해 서 있는지 모르고, 스마트폰을 손에 들고 반대 방향으로 걸었다가 되돌아오는…… 경험이 있는 분들도 많을 겁니다. 지하에서 지상으로 올라가면 방향감각을 잃고 기묘한 기분이 들 때도 있고요. 이런 경험이 가끔이라면 별일이 아닙니다만……. 매일 다니는 길에서도 헤매게 된다면 무척 곤란하겠지요.

여행자의 소리

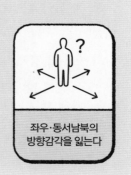

그날은 가까운 역 근처에 새로 생긴 카페에서 친구와 차를 마시기 위해 혼자서 집을 나섰습니다. 전철을 타고 역까지 무사히 도착.

하지만 문제는 그다음부터였습니다. 역을 나오자 **어느 방향으로 가야 좋을지 전혀**

좌우·동서남북의
방향감각을 잃는다

가늠이 되지 않았습니다(161쪽).

그래서 눈앞에 있던 입간판 지도에서 확인해 보려고 했습니다. 지금 있는 곳은 여기고, 건너편에 백화점이 있고, 반대편에는 학교가 있고……. 이런 식으로 **지도와 눈앞의 풍경을 번갈아 바라보았으나 머릿속에서 이 두 가지가 도저히 연결이 되지 않는 것이었습니다**(162쪽).

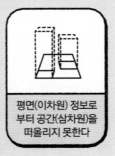

평면(이차원) 정보로부터 공간(삼차원)을 떠올리지 못한다

겨우 가려던 카페에 도착했습니다. 하지만 이번에는 카페 안에서 헤매고 말았습니다.

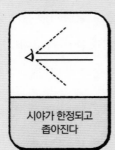

시야가 한정되고 좁아진다

화장실에 가려고 자리에서 일어났는데 **아무리 봐도 화장실 표시를 찾을 수 없었습니다**(163쪽). 몇 번이나 같은 장소를 빙빙 돌다가 겨우 화장실 표시가 눈에 들어왔습니다. 왜 단번에 찾지 못했는지 스스로 알 수가 없었습니다. 다만 그때는 아무리 찾아도 제 시야에는 전혀 들어오지 않았습니다.

최근에 더 충격적인 일이 있었습니다. 벌써 몇 년째 날마다 다니던 통근길에 길을 잃은 것입니다.

역에서 회사를 향해 걸을 때면 늘 보이던 웨

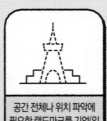

공간 전체나 위치 파악에 필요한 랜드마크를 기억(입력·유지·출력)하지 못한다

비로소 이해되는 치매의 세계

딩숍이 보이지 않아서……. 실은 가게 리모델링 중이라 쇼윈도에 웨딩 드레스를 전시하지 않았을 뿐이란 걸 나중에 알았습니다. 하지만 그때 는 그 변화에 터무니없이 큰 위화감을 느꼈습니다(164쪽).

여기가 어디인지 확인하려고 주위를 둘러보았습니다. '이런 가게가 있었나?' '어라, 이렇게 좁은 길이었나?' '이 길이 정말 회사로 가는 길인가?' 모든 것에 대해 자신이 없어지고 의심스러웠습니다.

점점 '길을 잘못 들었다'는 의심이 눈덩이처럼 커져 그 자리에 꼼짝 못 하고 서 있었습니다. 그때 마침 뒤에서 걸어오던 동료가 말을 걸어 줘서 다행이었습니다.

그 후 저는 통근길처럼 자주 다니는 경로에서 헤매지 않도록 가족과 함께 사진이 첨부된 나만의 오리지널 지도를 만들었습니다.

우선 회사나 병원 등 자주 다니는 곳에 가는 길을 가족과 함께 걸으며 사진을 찍습니다. 다음으로 길을 따라 보이는 순서대로 사진을 노트에 붙이고, '이 간판이 보이면 왼쪽으로 돌아요!', '이 건물이 보이면 계속 직진' 등 메모를 합니다.

이 지도가 있으면 걸으면서 보이는 건물 등을 단서로 사진과 대조하면서 목적지까지 혼자서 갈 수 있습니다. 혹시 헤매게 되더라도 남에게 이 사진을 보여 주며 물어볼 수도 있습니다. 이렇게 조금씩 궁리를 거듭하며 거리를 공략해 나가고 있습니다.

늘 다니던 길에서
길을 잃는 이유

평소 다니던 길에서 헤매게 되는 건 무슨 이유에서일까요?

첫째는 **전후좌우 방향감각을 상실하기 때문**입니다. 우리는 보통 '저 방향으로 5분 정도 걸으면 그 근처다'라는 식으로 현재 있는 장소와 목적지의 위치 관계를 대충 파악하면서 이동합니다. 하지만 방향과 거리, 깊이에 대한 감각에 장애가 생기면 **이 관계를 파악할 수 없습니다.**

둘째는 **보이지 않는 길이나 건물을 상상하기 어렵기 때문**입니다(32쪽 '화이트아웃 계곡'). 누군가에게 길을 물을 때 "두 번째 모퉁이에서 오른쪽으로"라고 들어도 지금 자신이 서 있는 장소에서 '오른쪽'

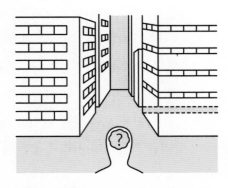

'다음 모퉁이에서 오른쪽'이 어디인지 알 수 없다

비로소 이해되는 치매의 세계

이 어딘지는 알지만 '그다음 모퉁이'가 어딘지 상상할 수 없어서 어디서 오른쪽으로 돌면 되는지 알 수 없게 됩니다.

셋째는 랜드마크를 주의하고 기억하기 어렵기 때문입니다. 우리는 길을 걷다가 '이 건물이 오른쪽으로 돌 때의 표지다!'라고 강하게 인식하지 않아도, 대충 '이 건물 모퉁이를 돌았군' 정도의 느낌으로 거리의 랜드마크를 기억에 담아 두고 있습니다. 그 기억이 쌓이다 보면 '친숙한 거리'라는 게 생기지요.

그러나 치매가 있는 분이 랜드마크를 기억하기 어려워지면 자기 나름대로 특정한 표지를 정해 이동하는 경우가 많아집니다. 그 표지를 어떤 이유로 잃으면(폐점, 리모델링, 이전 등에 의해), 돌아야 할 장소에서 돌지 못하거나 평소와 다른 모습으로 인해 혼란에 빠져 다른 길에 들어섰다고 초조해하거나 앞으로 나아갈 수 없는 것 같습니다.

넷째는 시야의 문제입니다. 치매 때문에 시야가 좁아져서 의지하던 표지가 눈에 들어오지 않거나 길모퉁이를 간과하기도 합니다. 화장실 표지가 전혀 눈에 띄지 않았던 이유 중 하나는 화장실 표지가 통로 쪽에 직각으로 튀어나와 있지 않고 벽에 붙어 있어서 좁아진 시야에 들어오지 않았기 때문입니다.

다섯째는 든든한 무기여야 할 지도(종이나 앱도)와 눈앞에 펼쳐진 경치를 대응시키기 어렵습니다. 즉 이차원과 삼차원 정보를 조합하기 어렵다는 것이 이유입니다.

어느 날, 회사 일로 대형 역사에 내리자마자 곤란해졌습니다. 가려던 장소는 '7-1 출구에서 나와서 직진'이라고 안내판에 적혀 있었습니다.

　　주위를 두리번두리번 둘러보니 천장에 매달린 '7-1↑'이라는 표지가 보였습니다. '앗……!?' 침착하게 생각하면 '↑ = 직진'이라는 걸 알 수 있는데, 그 순간 저는 **그 '↑'가 '천장을 가리키고 있다'고만 생각하였습니다**(162쪽).

　　'이거 뭐지? 어떻게 하나…….' 게다가 힐끔힐끔 주위를 살펴보니 이번에는 사선으로 뻗은 '↗'도 있었습니다. '사선으

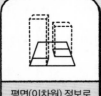

평면(이차원) 정보로부터 공간(삼차원)을 떠올리지 못한다

로 가라니 어쩌라는 거지!?' 점점 더 혼란에 빠졌습니다. 이 역에서 빠져나갈 수 없을 것 같은 기분이 들었습니다. 그때 지나가던 친절한 여성이 "괜찮으세요?" 하고 말을 걸어 줘서 무사히 빠져나오긴 했습니다만.

　　또 이런 일도 있었습니다. 남편과 가까운 대형 쇼핑센터에 물건을 사러 갔을 때입니다.

사물이나 공간의 안쪽을 인식하지 못한다

　　쇼핑하러 갈 때는 대부분 차로 가는데 주차가 쉽지 않습니다. 그 하얀 테두리 안에 능숙하게 차를 댈 수가 없습니다. **어느 정도 안쪽까지 차를 넣으면 되는지**(146쪽), **어느 방향으로 핸들을 꺾으면 되는지**(161쪽)

혼란에 빠집니다. 후진 주차는 더 말할 것
도 없습니다.

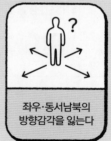

좌우·동서남북의
방향감각을 잃는다

최근에는 **주차장 안
쪽 벽이나 운전 중일 때
앞차와의 거리감을 판
단하기 어려워서**(145쪽)

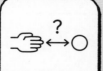

대상물과의 거리를
정확히 파악하지
못한다

운전이 점점 더 힘들어집니다.

쇼핑센터에 들어가서는 카트를 밀면서
걸어가다가 아차 하는 사이에 **오른쪽에 있
던 남편이 보이지 않아서 '어라, 어디 갔지' 하
는**(163쪽) 경우가 종종 있습니다. 그럴 때
는 주위를 휙 둘러보고 '아, 바로 옆에 있
네' 하고 확인합니다. 아무래도 시야가 좁
아지고 있는 것 같습니다.

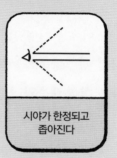

시야가 한정되고
좁아진다

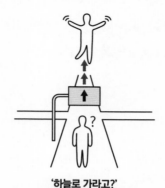

'하늘로 가라고?'
화살표는 너무 어려워

화살표가 가리키는 방향을 알아차리지 못하는 이유

역이나 쇼핑몰, 길에서 자주 볼 수 있는 '↰'이나 '↖' 또는 '↑' 같은 화살표. '이건 돌아가라는 건가? 왼쪽 위로 가라니 무슨 소리지?' 누구라도 순간적으로 가리키는 방향을 이해하지 못할 때가 있을 테지요.

그 이유는 이렇습니다. 우리가 보는 화살표는 종이나 간판에 그려진 평면상(이차원)의 정보입니다. 한편 그 화살표가 가리키는 방향은 상하좌우와 함께 앞뒤를 포함하는 공간(삼차원)의 정보를 나타냅니다.

그렇기 때문에 화살표를 보고 걷는 방향을 이해하기 위해서는 표지판에 그려진 이차원의 정보와 눈앞에 펼쳐진 삼차원의 공간을 머릿속에서 통합하는, 고도의 인지 기능이 필요합니다. 지도를 읽기가 어려운 것도 같은 이유입니다.

비로소 이해되는 치매의 세계

심신 기능 장애 _ 32

좌우·동서남북의 방향감각을 잃는다

☑ 체크 이 장애로 인한 생활의 고충

☑ 출입구를 찾지 못한다

역 안을 걷다 보면 어느샌가 헤매고 있다. 어디서부터 왔는지 모르겠고, 가려고 하는 출구도 찾지 못한다. 몇 번이나 같은 곳을 오가니 불안해진다.

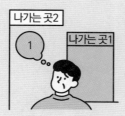

☑ 가는 순서에 대해 설명을 들어도 이해를 못 한다

길을 물어볼 때 "개표구를 나와서 바로 왼쪽으로 돌아서 직진"이라고 설명을 들어도 개표구를 나와서 왼쪽으로 돌지 못한다. 오른쪽과 왼쪽을 구분 못 하고, 그 다음 공간 어디에서 왼쪽으로 도는 것인지 모른다.

☑ 책이나 신문에서 행이 바뀌면 읽기 어렵다

행이 바뀌면 어디를 읽어야 할지 알지 못한다. 깨닫고 보면 몇 번이나 같은 행을 읽고 있다. 집중해서 찬찬히 읽으면 읽을 수 있으나 몹시 지친다.

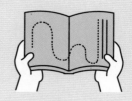

심신 기능 장애 _ 33

평면(이차원) 정보로부터
공간(삼차원)을 떠올리지 못한다

☑ 체크 **이 장애로 인한 생활의 고충**

☑ 화살표가 가리키는 방향을 모른다

직진을 나타내는 화살표가 '천장을 가리키고 있다'고 생각해 나아가지 못한다. 사선 방향이나 구부러진 화살표는 어디를 가리키고 있는지 이해하지 못한다. 또 안내 표시가 많으면 눈에 꽂히는 것처럼 느껴지고 정보량에 압도되어 어지러워진다.

☑ 지도를 읽지 못하고, 지도상에서 자신의 현재 위치를 파악할 수 없다

지도상에서 자신과 주위의 위치 관계를 파악할 수 없어서 현재 위치나 가야 할 방향을 모른다. 가려는 방향에 맞춰 지도를 읽기 위해 지도를 돌려 보아도 마찬가지로 현재 있는 장소와 방향을 알지 못한다.

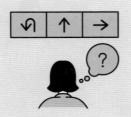

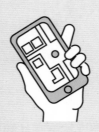

비로소 이해되는 치매의 세계

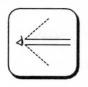

심신 기능 장애 _ 34

시야가 한정되고
좁아진다

☑ 체크 이 장애로 인한 생활의 고충

☑ 눈앞의 컵이나 조미료통을 쓰러뜨린다

눈앞에 있는 식기가 눈에 들어오지 않아서 식사 중 손으로 쳐서 컵을 쓰러뜨린다든지, 포크를 상 아래로 떨어뜨린다든지, 간장병을 넘어뜨려 흘리기도 한다.

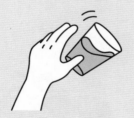

☑ 옆에서 걷던 사람이 보이지 않는다

함께 걷고 있던 사람이 시야에 들어오지 않아서 어디로 사라졌나 할 때가 있다. 두리번두리번 주위를 둘러보다가 눈에 띄면 '아! 있구나' 하고 안심한다.

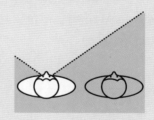

☑ 안내표지를 찾지 못한다

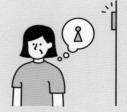

백화점에서 화장실을 찾지 못해서 같은 장소를 여러 번 오갔다. 화장실 표지가 벽에 튀어나와 있는 타입이 아니고 벽에 붙어 있는 타입(게다가 높은 위치에 조그맣게)이라서 시야에 들어오지 않았다.

심신 기능 장애 _ 35

공간 전체나 위치 파악에 필요한 랜드마크를 기억(입력·유지·출력)하지 못한다

☑ 체크 **이 장애로 인한 생활의 고충**

 원래 있던 자리, 왔던 곳으로 되돌아가지 못한다

주차장에서 길을 잃어 차로 돌아가지 못하는 일이 종종 있다. 들어간 곳과 다른 출구로 나오면 한층 더 혼란스럽다. 마찬가지로 음식점에서 화장실에 갔다가 돌아올 때 어디서 왔는지 몰라서 있던 자리로 돌아가지 못한다.

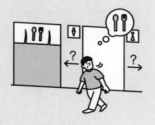

 자신의 방이나 자리를 모른다

자신의 방이 어디인지 모르고 집 안에서도 헤매게 된다. 직장 건물에서는 자신의 사무실이 있는 층이나 자신의 자리 등을 몰라서 헤맨다.

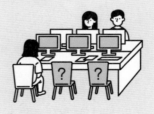

수수께끼의 칵테일 바

이 세계는 당신의 주의를 빼앗는 것들로 넘쳐난다

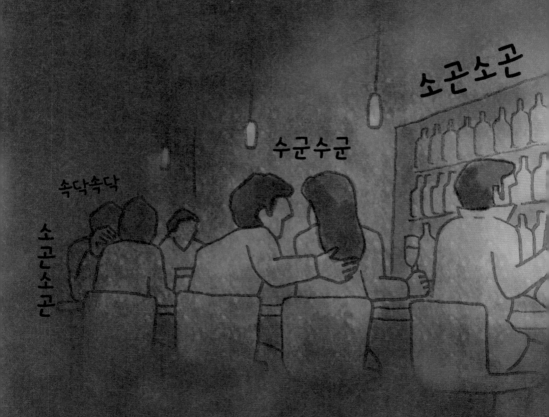

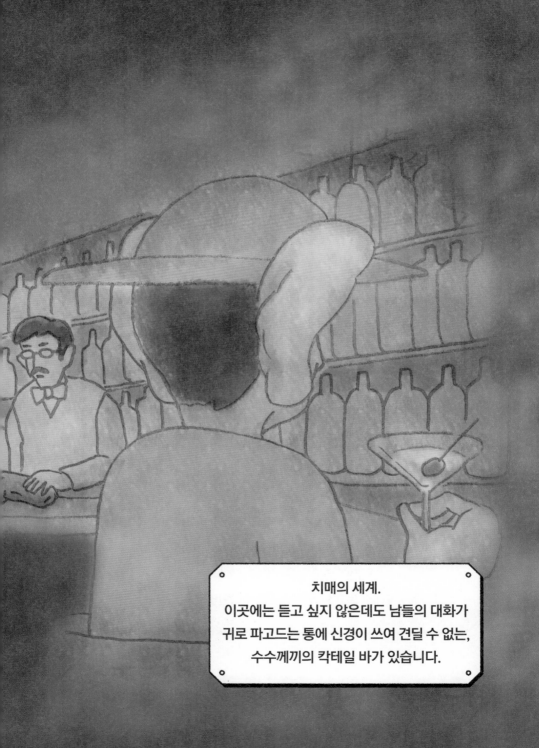

치매의 세계.
이곳에는 듣고 싶지 않은데도 남들의 대화가
귀로 파고드는 통에 신경이 쓰여 견딜 수 없는,
수수께끼의 칵테일 바가 있습니다.

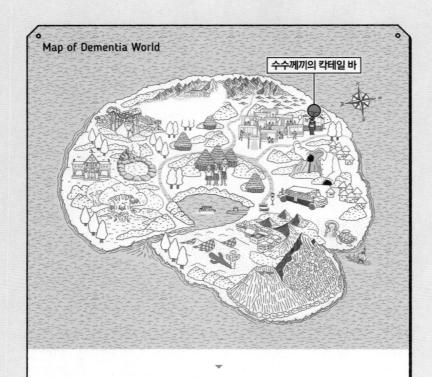

Map of Dementia World

수수께끼의 칵테일 바

이차원 번화가 변두리 골목에 숨어 있는 명소.

소중한 사람과 식사한 후에는 이 바에서 한잔하는 게 이 세계의

밤을 즐기는 방법입니다. 그런데 카운터에 앉아 정답게 이야기를

나누다 보면 가게 구석에서 들리는 대통령 암살 계획,

옷소매 터널에 숨겨진 보물에 대한 소문……

그런 이야기들이 차례로 귀에 울려 퍼지고 머리에서 떠나질 않습니다.

내 귀가 아기코끼리 덤보의 귀처럼 커진 걸까요?

덕분에 옆에 앉은 연인으로부터는

"내 얘기 제대로 듣고 있어?" 하고 크게 야단맞을 처지에…….

남이 수군거리는 이야기가
빠짐없이 들려……

'**칵테일파티 효과**'라는 현상을 알고 계시나요? 시끄러운 파티 같은 환경에서도 멀리 있는 사람들의 대화에 등장하는 자신의 이름만은 묘하게 잘 들린다는, 자신에게 필요한 말이나 소리를 알아듣는 뇌의 작용을 말합니다. 이처럼 사람은 자신에게 필요한 정보에 특별한 주의를 기울이고 집중하는 능력을 갖추고 있습니다.

하지만 그 기능이 훼손되어 전혀 필요하지 않은 말소리까지 뭐든 귀에 들어와 버린다면…….

주민자치회에서 있었던 일입니다. 회장이 앞에 서서 마이크를 이용해 말하는 데 옆 사람들이 소곤소곤 관계없는 이야기를 시작했습니다. 소리는 확실히 마이크 쪽이 컸지만, 저에게는 **옆 사람들의 이야기가 마구 귀에 들어와서 회장의 말을 제대로 들을 수가 없었습니다**(175쪽). 쑥덕대는 내용

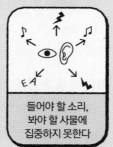

들어야 할 소리,
봐야 할 사물에
집중하지 못한다

자체는 특별히 신경 쓰일 주제가 아니었는데도요.

어떻게든 이야기를 들어 보려고 메모하면서 귀 기울였습니다. 하지만 **들으려고 하니 메모하는 손이 멈추고, 메모를 하자니 이야기를 따라가지 못하여**(176쪽) 아무리 해도 잘 되지 않았습니다. 결국 자치회장 말을 전혀 알아듣지 못했습니다. 그것은 마치 통제 불능의 폭주 자동차를 운전하는 것과 같았지요. 오른쪽으로 가려고 하는데 무리하게 왼쪽으로 끌려가는 듯한, 귀가 여기저기로 끌려다니는 것 같은 감각입니다.

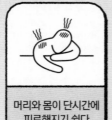

여러 가지 일을 동시에 실행하지 못한다

나는 들으려고 하지 않는데 억지로 듣고 싶지 않은 것까지 온 힘을 다해 듣게 되었다고나 할까요. **끝날 때쯤에는 완전히 녹초가 되었습니다**(179쪽).

또 찻집에서 근처에 사는 친구들과 수다를 떨 때의 일입니다. 가게에 들어서니 왠지 **형광등 불빛이 눈을 찌르는 것처럼 느껴졌습니다**(180쪽).

머리와 몸이 단시간에 피로해지기 쉽다

친구에게 부탁해서 테이블 모서리의 비교적 빛을 덜 받는 곳에 앉아 '이제 괜찮네'라고 생각한 순간! 가게 밖에서 구급차 사이렌 소리가 들려왔습니다.

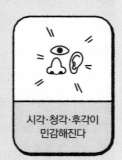

시각·청각·후각이 민감해진다

친구들은 휙 밖으로 눈길을 주긴 했으나 잠시뿐. 이후로는 아무 일도 없었던 것처럼 얘기를 계속했습니다.

그러나 저는 아무래도 사이렌 소리가 계속 신경 쓰였습니다. 점점 남들이 무슨 소리를 하고 있는지 잘 알아듣지 못했습니다. 말을 걸어오면 어떻게든 적당히 대답은 했지만 더 이상 대화를 즐기지 못해 돌아가고 싶어졌습니다.

제 귀는 완전히 사이렌 소리에 사로잡혀서 **구급차가 멀리 가고 난 뒤에도 계속 사이렌 소리가 귓가에 울려 퍼졌습니다**(181쪽).

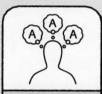

특정한 사물과 상황에 눈·귀·사고가 집중돼 다른 데로 주의를 돌리지 못한다

이런 일이 계속 일어나다 보니 다른 데 신경을 쓰지 않고 좀 더 집중해서 사람들 이야기를 확실히 알아들어야겠다고 생각하고, 대화할 때는 말하는 사람의 입 모양을 보면서 이야기를 듣기로 했습니다.

하지만 또다시 불가사의한 일이 일어났습니다. 집에서 남편의 직장 얘기를 들을 때였습니다. 이야기를 놓칠세라 남편의 입 모양에 한껏 집중하고 있었습니다. 그런데 어느새 말소리가 희미하게 들리는 것을 깨달았습니다. 그리고 **종횡으로 움직이는 입술 움직임에서 눈을 뗄 수 없게**(181쪽) 되었습니다.

보는 것과 듣는 것을 동시에 하기는 어렵고, 말소리에 주의를 기울이는 것도 이렇게 어려운 일인가 하고 멍해졌습니다.

하지만 가족이나 친구들과의 대화는 일상의 소중한 즐거움

중 하나입니다. 이대로 포기할 수는 없기에 요즘 저는 사람 만나는 장소를 스스로 선택하기로 했습니다.

예를 들면 옆 사람과의 자리가 너무 가깝지 않으며, 음악 소리가 너무 크지 않고, 종업원의 말소리가 요란스럽게 들리지 않는 곳, 되도록 조용한 가게를 고르고 있습니다. 소리뿐 아니라 조명이 부드러운 가게, 가능하면 오감에 스트레스를 주지 않는 환경을 고르면 뇌에 부담이 적어지고 쉽게 지치지 않아서 오래도록 즐겁게 이야기를 나눌 수 있습니다.

제게 좋은 가게는 친구들에게도 차분하고 느긋하게 이야기할 수 있는 곳인 듯해서 "장소를 고르는 센스가 좋네"라는 칭찬을 듣기도 합니다. '소리나 빛 등의 환경 정보도 같이 적혀 있는 미식 가이드가 있으면 좋겠다'는 생각입니다.

남의 이야기를 집중해서 듣지 못하는 이유

시험 전날, 열심히 공부하다가도 스마트폰 벨 소리가 울리면 마음이 흐트러지고 그대로 문자 메시지나 SNS에 빠져 버린다. 이처럼 집중력이 떨어지는 경험은 누구에게나 있을 것입니다.

비로소 이해되는 치매의 세계

그 상태가 일상 대화 속에서도 항상 나타난다고 상상해 볼까요.

우리 뇌는 **오감에서 들어온 대량의 정보 중에서 주의할 것과 주의하지 않아도 될 것을 선택해서 변환합니다.** 이렇게 조작하는 것을 '**주의**'라고 부릅니다.

카페에서 커피 마실 때를 예로 들어 볼까요.

혀로는 커피 맛을, 코로는 향기를 느낍니다. 손은 컵의 온도를 감지하고, 귀는 딸그락거리는 티스푼 소리를 듣고, 눈은 가게 인테리어를 보는 등 많은 것을 동시에 느낍니다.

하지만 **커피를 마시면서 '지금 엉덩이 오른쪽 아랫부분이 의자 모서리에 딱 닿아 있다'고 느끼면서 마시는 일은 별로 없지요.**

이때 당신의 주의는 '커피 맛'에 집중되어 있습니다. 다른 데로 향하지 않도록 무의식적으로 취사선택하고, 주의를 계속 기울임과 동시에 **다른 것에 대한 주의를 억제하고 있는** 것입니다.

남의 이야기를 들을 수 없게 되는 이유 중 하나는 이런 '**주의**'의 **선택·전환·지속·억제가 어렵기 때문**입니다.

두 번째 이유는 **주의를 분배하기가 어렵기 때문**입니다. 카페에서 친구와 한창 이야기에 빠져 있을 때라도 갈증이 느껴지면 틈틈이 음료를 마시거나 직원을 불러 주문하기도 하지요. 이것이 '주의 분배'입니다.

일상생활에서 완전히 하나의 일에만 집중하는 경우는 의외로 드뭅니다. 사람은 자신의 주의를 몇 군데에 분배하고, 동시에 작용하

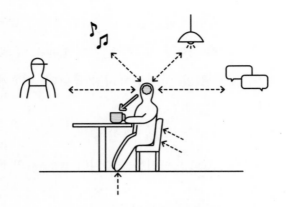

우리는 무의식적으로 정보를 취사선택한다

게 함으로써 여러 행동을 할 수 있습니다.

하지만 이런 주의 분배가 원활하지 않으면 남의 말에는 집중할
수 있더라도 다른 일은 전혀 못 할 수도 있습니다. 목마른 걸 깨닫지
못하거나 직원이 바로 앞을 지나가도 전혀 눈에 들어오지 않는 겁
니다.

비로소 이해되는 치매의 세계

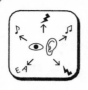

심신 기능 장애 _ 36
들어야 할 소리, 봐야 할 사물에 집중하지 못한다

☑ 체크 **이 장애로 인한 생활의 고충**

☑ 역 안내 방송이 들리지 않는다

목적지 안내 방송을 듣고 싶은데 공익광고나 이용에 관한 주의 사항 등 다른 안내 방송 때문에 듣고 싶은 것을 들을 수 없다. 반대편 승강장의 안내 방송과 뒤섞여 혼란에 빠지기도.

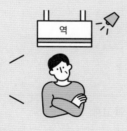

☑ 예약 날짜를 착각한다

인터넷으로 호텔을 예약할 때 화면에서 예약 달력을 보면서 몇 번이나 확인하는데도 하루 틀리게 예약해 버린다. 착각한 것을 깨닫지 못해서 취소 수수료를 물기도 한다.

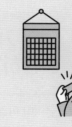

☑ 운전 중 신호나 표지판을 알아채지 못한다

운전 중 빨간불이 눈에 들어오지 않아 부딪칠 뻔. 전에는 교차로에서 무의식적으로 신호를 인식할 수 있었는데 지금은 항상 모든 방향에 의식적으로 주의를 기울이지 않으면 알아차릴 수 없다.

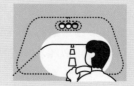

주위 소음이 신경 쓰여 이야기가 귀에 들어오지 않는다

아이들의 웃음소리나 게임, TV 소리 등이 한꺼번에 귀에 들어와 남편의 말이 전혀 귀에 들어오지 않는다. 음식점에서도 실내 음악이나 주변의 대화가 극단적으로 시끄럽게 느껴진다.

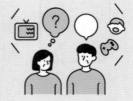

 서류를 작성할 때 다른 것에 신경이 쓰여 실수를 한다

문장을 쓰고 수식을 입력하는 등의 작업을 하고 있을 때, 언뜻 누군가의 벨 소리가 귀에 들어오거나 앞을 지나가는 사람에게 눈길이 가면 집중할 수 없어서 실수하게 된다.

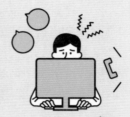

심신 기능 장애 _ 37

여러 가지 일을 동시에 실행하지 못한다

☑ **체크 이 장애로 인한 생활의 고충**

 계산대 앞에서 다양한 선택지를 들으면 혼란스럽다

계산할 때 "봉투 필요하십니까?"라는 질문을 받거나 카드를 돌려받으면 어떻게 해야 좋을지 모르겠다. 또 뒤에 사람들이 기다리고 있거나 가게 안에서 광고나 음악이 흘러나오면 더 혼란스럽다.

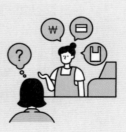

비로소 이해되는 치매의 세계

외출 때 물건을 두고 오고, 집 안에서도 물건을 잃어버린다

이동 중 표를 잃어버리거나 외출 때 가방이나 코트를 두고 온다. 슈퍼마켓에서는 타고 간 자전거나 봉투에 담은 물건을 두고 오기도. 집에서는 리모컨이나 휴대폰을 어디 뒀는지 모른다.

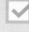 우산을 쓴 채 이동하기 어렵다

우산을 쓴 채 마주 오는 사람을 피하고, 그 사람의 우산과 부딪히지 않도록 내 우산을 움직이면서 거리를 유지하고 걷는건 신경 쓸 일이 너무 많아서 힘들다.

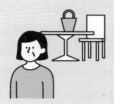

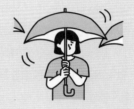

횡단보도를 건너기 힘들고, 초록불 동안 건너가지 못한다

신호가 초록불로 바뀌어도 바로 발을 내딛지 못해 출발이 늦는다. 뒷사람에게 방해가 되지 않도록 서둘러 걸으면서 마주오는 사람을 피하는 게 어렵다. 신호가 언제 빨간불로 바뀔지 몰라 초조하다.

주변이 신경 쓰여서 걷기 힘들다

보행자나 갑자기 나타나는 자전거, 인도가 아닐 땐 차와의 거리를 신경 써야 하니 극도로 피곤해진다. 또 개를 산책시킬때는 개의 움직임이나 배설물 처리 등 신경 쓸 게 많아서 힘들다.

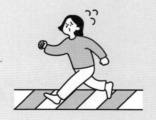

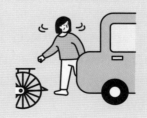

노래 리듬을 따라가지 못하고, 반주에 맞추지 못한다

리듬에 맞춰 노래하지 못하고 어긋난다. 반주를 잘 들으려고 주의하면 입 움직이는 걸 잊어버려 늦게 따라 부르게 된다.

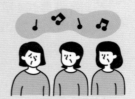

 ## 여러 사람과의 대화를 따라갈 수 없다

여러 명과 대화할 때 누가 무슨 말을 하는지 이해하기 어렵고, 이야기의 흐름을 따라가지 못한다. 회의 때는 의사록을 적을 수 없다. 또 긴 이야기를 집중해서 들으면 피곤해진다.

 ## 이야기를 들으며 메모하기 힘들다

다른 사람 이야기를 들으면서 이해하고 머리에서 문장으로 정리해서 종이에 옮겨 쓰지 못한다. 이야기를 들으려고 하면 손이 멈추고, 메모를 하려고 하면 이야기가 귀에 전혀 들어오지 않는다.

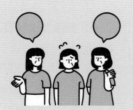

 ## 스마트폰을 쓰레기통에 버린다

양손에 물건을 들고 있으면 버리는 물건과 버리지 않아야 할 물건이 혼동된다. 왼손에 들고 있던 빈 페트병을 버리려고 했는데 깨닫고 보니 오른손에 들고 있던 스마트폰을 쓰레기통에 버렸다.

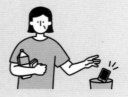

비로소 이해되는 치매의 세계

액셀과 브레이크를 잘못 밟는다

브레이크를 밟으려고 했는데 발을 올려 두고 있던 액셀을 그대로 밟아 충돌할 뻔했다. 후진 주차할 때는 핸들 조작에 집중한 나머지 발에 신경을 못 써서 실수하기 쉽다.

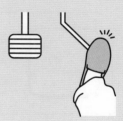

심신 기능 장애 _ 38
머리와 몸이 단시간에 피로해지기 쉽다

☑ **체크** 이 장애로 인한 생활의 고충

잠깐만 작업해도 머리가 터질 것 같다

오전 일이 끝나면 머리와 몸이 너무 피곤해서 움직일 수 없다. 작업에 집중하기 위해 심하게 머리를 쓴 느낌이라서 한 번 자거나 쉬어 주지 않으면 아무 생각도 나지 않고 컨디션이 나빠진다.

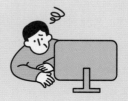

책을 잠깐 읽기만 해도 지친다

독서를 하려고 해도 몇 쪽 읽지 않아서 지친다. 글자를 한 자 한 자 찬찬히 보며 순서대로 따라가면서 내용을 이해하려고 너무 집중하다 보니 머리가 극도로 피곤한 느낌이 든다.

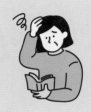

심신 기능 장애 _ 39

시각·청각·후각이
민감해진다

☑ **체크** 이 장애로 인한 생활의 고충

 밝은 조명이 눈을 찌르는 것 같다

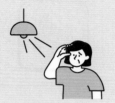

빛이 집중적으로 쏟아지는 스포트라이트나 조도 높은 조명,
강한 직사광선은 극단적으로 눈부시게 느껴진다. 때로는 빛
이 눈을 찌르는 듯한 통증을 느껴 눈을 못 뜨기도.

 **안내 방송이 귀에 거슬려
지친다**

쇼핑 중 호객하는 소리나 음악이 끊임없
이 흘러나와서 몹시 피곤해졌다. 들으려
했던 게 아닌데도 주위 소리가 전부 귀에
들어오는 통에 의식적으로 듣지 않으려
고 해도 어쩔 수가 없다.

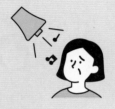

 **전철 안 다른 사람의 냄새에
민감해진다**

남과의 거리가 가까워지는 전철 안. 땀,
향수 냄새, 세제나 유연제 냄새가 몹시
지독하게 느껴진다. 심할 때는 냄새를 참
지 못하고 몸 상태가 나빠져서 도중에 내
리기도.

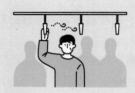

심신 기능 장애 _ 40

특정한 사물과 상황에 눈·귀·사고가 집중돼 다른 데로 주의를 돌리지 못한다

☑ 체크 **이 장애로 인한 생활의 고충**

 특정한 소리가 귀에서 떠나지 않는다

대화 중 밖에서 들려오는 구급차 사이렌 소리에 사로잡혀 버렸다. 구급차가 지나간 뒤에도 계속 사이렌 소리가 귓가에 남아 대화가 전혀 귀에 들어오지 않았다.

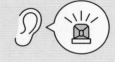

 입술 움직임을 보느라 이야기를 듣지 못한다

상대방 이야기를 제대로 들으려는 생각으로 그의 입 모양을 보며 이야기를 듣다 보니 어느새 입술이 종횡으로 움직이는 것에만 집중하게 돼서 말소리나 내용이 전혀 귀에 들어오지 않았다.

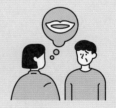

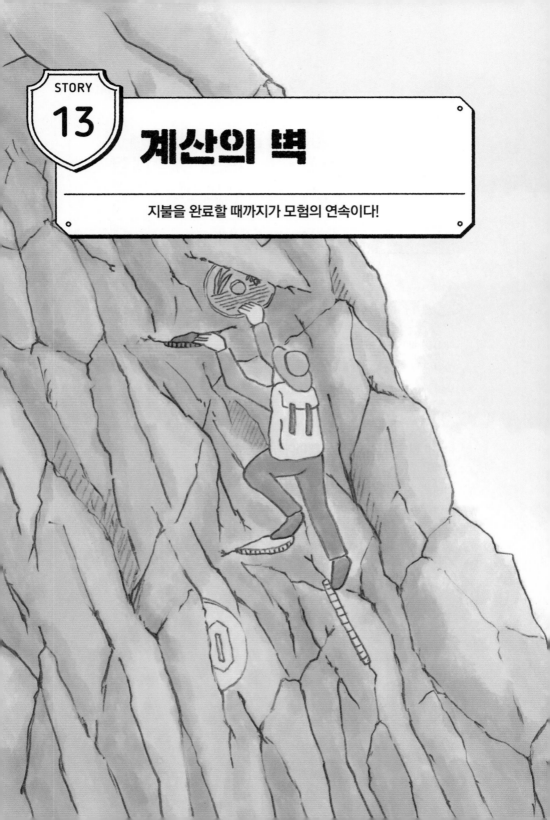

계산의 벽

지불을 완료할 때까지가 모험의 연속이다!

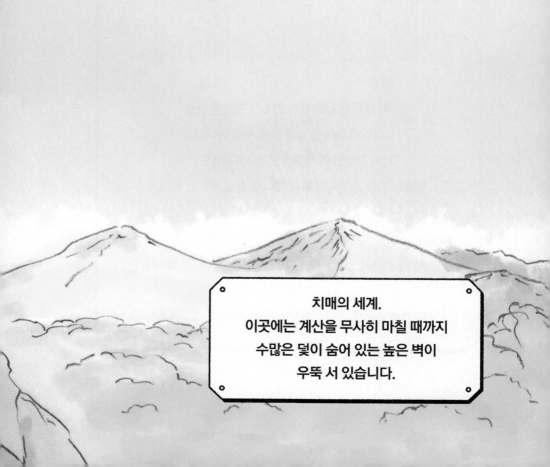

치매의 세계.
이곳에는 계산을 무사히 마칠 때까지
수많은 덫이 숨어 있는 높은 벽이
우뚝 서 있습니다.

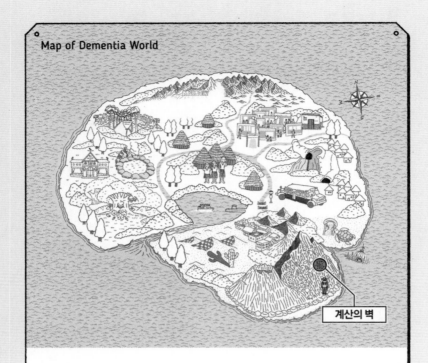

Map of Dementia World

계산의 벽

이 세계 굴지의 등반 명소인 계산의 벽은

어느 슈퍼마켓 앞에 우뚝 서 있습니다.

거의 직각인 이 벽을 오르기 시작하면……

때로는 기억의 틈새에 빠져 어디로 손을 뻗으면 좋을지

다음 동작을 알 수 없습니다.

때로는 커다란 동물 울음소리에 놀라 주의를 빼앗기기도 합니다.

눈앞의 공간이 왜곡되고, 발이 미끄러져 헛디디게 됩니다.

시간제한은 수십 초.

이 절벽 등반에는 다양한 어려움이 기다리고 있습니다.

비로소 이해되는 치매의 세계

차례로 엄습해 오는
'절차'라는 이름의 벽

우리 생활에는 다양한 '절차'가 넘쳐 납니다. 절차는 여러 단계의 과정을 순서대로 거치는 것을 뜻합니다. 그 과정 중 한 가지라도 실패하면 목표에 도달할 수 없지요. 계산한다고 하는 단순해 보이는 절차에도 **사실은 여러 가지 과정이 숨어** 있습니다.

여행자의 소리

쇼핑하러 나가는 것이 제 즐거움이었습니다. 하지만 최근에는 마지막 계산 단계에서 골머리를 앓는 경우가 많아졌습니다.

자주 곤란을 겪는 것은 "합해서 3만 5000원입니다"라는 말을 듣고, **지갑을 꺼 내려고 시선을 떨어뜨린 순간 얼마였는지 잊어 버리는 것**(41쪽). 이전에는 몇 번에 한 번 정 도였습니다만, 최근에는 거의 매번 되묻 고 있습니다.

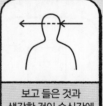

보고 들은 것과 생각한 것이 순식간에 기억에서 사라진다

숫자나 기호는 특히 기억에 잘 남지 않는 것 같습니다. 3만 5000원을 5만 3000원으로 착각하는 일도 잦지요.

그런데 사실은 그냥 잊어버리는 것뿐만 아니라 계산도 어려워졌습니다. 점원에게 3만 5000원이라고 들어도 **1만원권이 3장, 5000원권이 1장…… 이런 식으로 금방 떠오르지 않습니다**(192쪽).

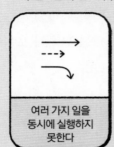

간단한 계산을
하지 못한다

며칠 전에는 지갑에서 돈을 꺼내던 중 "포인트 카드 있으세요?"라는 점원의 말에 정신이 팔려 금액은 머리에서 날아가 버렸습니다(176쪽).

여러 가지 일을
동시에 실행하지
못한다

미묘한 색상 차이도 알아차리지 못해서 5만원권과 5000원권 지폐를 구별할 수 없는(96쪽) 때도 종종 있습니다. 5000원짜리 물건을 사면서 5만원짜리를 내는 식으로.

미세한 색의 차이를
알아차리지 못한다

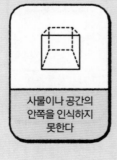

그리고 **100원짜리 동전이라고 올바로 알고 있더라도 제대로 꺼낼 수 없을 때**(146쪽)가 있습니다. 지갑이라는 작은 공간에 손가락을 넣는다. 엄지와 검지를 목적한 곳까지 잘 움직여서 원하는 것을 쥔다. 그 하나하나가 격투의 연속입니다.

사물이나 공간의
안쪽을 인식하지
못한다

그렇게 많은 벽을 뛰어넘기 위해 사투를 벌이지만, 문득 깨닫고 보면 뒤에는 긴 줄이……. **'서둘러야지' 생각할수록 생각은 헛돌기만 하고 도대체 지금 뭘 하면 좋을지 모르게 됩니다(176쪽).**

최근에는 계산대도 다양해지고 있지요. 스스로 바코드를 찍고 계산하는 무인 계산대, 상품을 넣는 것까지는 직원이 해주고 구매 대금은 다른 기계에서 계산하는 곳도 있지요. **늘 가던 곳이 아닌 슈퍼마켓에 가면 낯선 시스템에 당황하는(193쪽)** 일도 종종 있습니다.

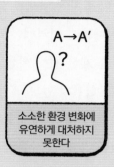

소소한 환경 변화에 유연하게 대처하지 못한다

하지만 신용카드 결제를 하면서부터는 계산이 꽤 편해졌습니다. 금액이 얼마인지 묻지 않아도 카드만 갖다 대면 계산 완료. 동전을 잘 꺼내지 못해서 안달하지 않아도 되고 좋아졌습니다.

계산에 한없이
시간이 걸리는 이유

계산이라는 행위를 살펴보면, **금액이 얼마인지 묻는다 → 금액을 기억한다 → 지갑 안의 돈을 본다 → 동전과 지폐를 조합해**

서 계산한다 → 돈을 쥔다 → 직원에게 돈을 건넨다라고 하는 6 단계가 있습니다.

이 절차에 내재된 것은 직원에게서 들은 금액을 지갑에서 돈을 꺼낼 때까지 기억해야 하는 **'기억의 벽'**, 동전이나 지폐의 최적의 조합을 계산하는 **'계산의 벽'**, 색과 모양 차이를 알아차리는 **'착각의 벽'**, 직원의 말과 배경음악 그리고 뒤에서 기다리는 사람들을 신경 쓰는 것 등 언제나 불시에 나타나 여러 정보 중에서 의식의 취사선택을 강요하는 **'주의 함정'**, 지갑 속의 동전을 집어서 돈을 내기까지의 **'공간의 벽'**.

이 중 어느 하나에도 걸리지 않고 계산을 끝내는 것은 실은 너무나 힘든 일. **잠시 주춤하는 것만으로도 즉시 다음엔 어떻게 하면 좋을지 모르는** 경우도 있는 것 같습니다.

이런 사태를 피하는 방법은 간단합니다.

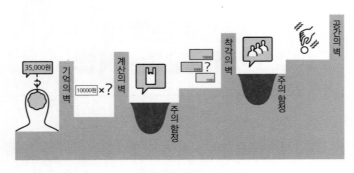

계산에 내재된 다양한 덫

　　　　　　　　　비로소 이해되는 치매의 세계

느긋하게 직원의 이야기를 듣고, 금액을 여러 번 확인하고, 지갑에서 차분하게 돈을 꺼낸다. 즉 충분히 시간을 들여서 계산을 하면 되는 것입니다.

영국에서 시작된 '느린 계산', '느린 쇼핑'※이라는 운동을 계기로 일본에서도 천천히 쇼핑할 것을 권장하는 분위기가 확산되고 있습니다. 이는 정말로 도움이 되고 있지요.

여행자의 소리

얼마 전에 일을 하다가 곤란한 적이 있었습니다. 매일 출퇴근할 때는 PC에 근무시간을 기록하는데, 대체 **어느 화면을 열어야 좋을지 갑자기 아무 생각이 나지 않는 겁니다**(194쪽).

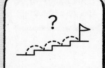

익숙한 절차나 습관을 떠올리고 실행하지 못한다

그때 동료가 대신해 주었지만, 화면을 연 뒤에도 어느 버튼을 누르면 좋을지 전혀 짐작이 가지 않았습니다.

아침부터 문제가 계속됐던 탓에 머리

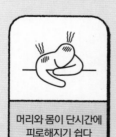

머리와 몸이 단시간에 피로해지기 쉽다

도 몸도 녹초가 됐습니다. 예전에는 피곤해도 커피를 한잔하거나 점심 먹는 걸로 재충전을 할 수 있었는데, **그날은 조금 쉰 것만으로는 회복이 되지 않고 뭐든 할 기력이 없어졌습니다**(179쪽).

또 다른 날 친구와 먼 곳에 갔을 때의

일입니다. 교통카드 잔액이 떨어져 충전하러 갔습니다. 그런데 충전기가 평소 쓰던 것과 약간 달라 사용법을 전혀 알 수가 없었습니다. **'정기권', '충전' 등 여러 버튼이 있는데 어느 것을 눌러야 할지 알 수가 없었던 겁니다**(70쪽).

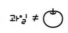

추상적 언어·개념·기호가 나타내는 의미를 떠올리지 못한다

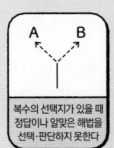

복수의 선택지가 있을 때 정답이나 알맞은 해법을 선택·판단하지 못한다

이런 식으로 제 일상에는 눈에는 보이지 않는 '벽'이 있습니다.

그땐 **어떻게든 이 버튼 저 버튼을 눌러 보고, 그걸 몇 번이나 반복했지요**(196쪽). 그걸 눈치 챈 옆 사람이 친절하게 알려 줘서 겨우 충전을 할 수 있었습니다.

※ 치매가 있는 분이나 고령자가 즐겁게 쇼핑할 수 있도록 매장 내 동선이나 직원 교육을 독자적으로 개발한, 가게와 연동된 지원 서비스. 영국인 여성 캐서린 벨로가 이 서비스를 시작해서 현재 영국의 대형 슈퍼마켓이나 이케아 가구점이 도입하고 있다.
http://www.slowshopping.org.uk/
https://designing-for-dementia.jp/design/008_casestudy_shopping/

비로소 이해되는 치매의 세계

교통카드를
충전할 수 없는 이유

절차의 순서가 조금이라도 바뀌거나 새로운 절차가 추가되면 바로 그 행위가 어려워질 수 있습니다.

어떤 충전기에서는 '카드 투입 → 충전 버튼 → 현금 투입 → 카드 수령'으로 충전이 완료됩니다. 하지만 또 다른 충전기에서는 '충전 버튼 → 카드 투입 → 현금 투입 → 카드 수령' 하는 식으로 순서가 바뀌기도 합니다. 이 약간의 변화만으로도 혼란이 일어나고 절차를 밟을 수 없게 됩니다.

컵라면을 끓일 때도 대부분 뚜껑을 반쯤 연다 → 끓인 물을 붓는다 → 뚜껑을 닫고 3분 기다린다 → 뚜껑을 연다는 4가지 순서로 구성됩니다. 그런데 여기에 '수프를 넣는다'라는 순서가 추가되는 것만으로 어려워지는 경험을 한 분도 계시겠지요. 그 또한 마찬가지입니다.

또 이런 고충은 언어 문제(60쪽 '별난 레스토랑')와도 관계있습니다.

'교통카드에 금액을 보충하고 싶다'고 생각해도 그러기 위한 행위가 '충전'이라는 용어와 연결되지 않으면 그 버튼을 누르지 못하는 것입니다. 익숙하지 않은 용어가 원인이 되는 경우도 많은 듯합니다.

간단한 계산을 하지 못한다

☑ 체크 **이 장애로 인한 생활의 고충**

☑ 적절한 분량을 가늠하지 못한다

커피에 각설탕을 넣을 때 하나, 둘 세다가 어느 순간 몇 개나 넣었는지 잊어버렸다. 마찬가지로 쌀이나 조미료를 넣을 때도 착각하기 쉽다.

☑ 지불할 금액을 계산하는 것이 어렵다

지불할 때 지폐나 동전 어떤 걸 어느 정도 내야 할지 모르겠다. 틀리거나 기다리게 하는 것이 두려워 지폐만 내니까 늘 지갑엔 동전이 한가득.

☑ 알약의 개수를 제대로 헤아리지 못한다

약을 신중히 헤아려 틀리지 않았다고 생각해도 잘 보면 많이 꺼내거나 한다. 여러 종류의 약을 먹을 때는 같은 것을 두 개 꺼내거나 하나를 잊고 꺼내지 않는 일이 잦다.

☑ 도시락을 주문할 때 수량을 착각한다

사람 수만큼 도시락을 주문할 때 늘 틀리고 만다. 몇 번이나 소리 내며 세어 그때는 맞았을 텐데 왜 그런지 모르겠다.

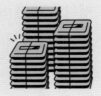

심신 기능 장애 _ 42

소소한 환경 변화에 유연하게 대응하지 못한다

☑ 체크 **이 장애로 인한 생활의 고충**

 표지가 없어지거나 바뀌면 바로 길에서 헤매게 된다

늘 도는 모퉁이인데 카페 입간판이 사라진 것만으로 바로 평소와 다른 길로 느껴져 어디로 가야 할지, 대체 여기는 어디인지 알지 못한다.

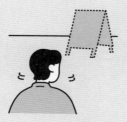

 새로운 가전이나 문구의 사용법을 알지 못한다

가전을 교체하면 버튼의 위치나 조작 순서가 바뀌기 때문에 사용법을 이해하지 못한다. 볼펜도 누르는 위치가 바뀌거나 돌려서 촉을 꺼내는 타입이거나 하면 당황한다.

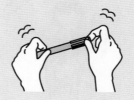

심신 기능 장애 _ 43
익숙한 절차와 습관을
떠올리고 실행하지 못한다

☑ 체크 **이 장애로 인한 생활의 고충**

☑ 옷 갈아입는 순서를 착각한다

안에 입는 옷을 입기 전에 코트를 먼저 걸치거나 군데군데 단추 채우는 걸 잊어서 엉망이 되기도 한다. 또 손목시계를 차는 방법이나 신발 끈을 묶는 법도 잊어버린다.

☑ 된장국 만드는 순서가 기억나지 않는다

된장을 물에 가장 먼저 넣어 버리거나 육수 넣는 걸 까먹기도 한다. 늘 쓰던 냄비가 뭔지 기억나지 않아서 어디서부터 손을 대야 할지 당황하는 일도.

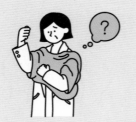

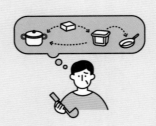

☑ 식칼 사용법, 식재료 다듬는 법을 모른다

고기감자조림을 만들려고 해도 당근, 양파, 감자를 각각 어떻게 썰어야 할지 모르겠다. 조리법에 식재료를 써는 법이 나와 있어도 식칼을 어떻게 움직여야 하는지 몰라서 생각대로 썰리지 않는다.

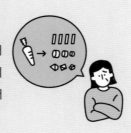

비로소 이해되는 치매의 세계

가전(세탁기·TV·밥솥·레인지)
조작이 어렵다

세탁기를 돌릴 때 어떤 순서로 무슨 버튼을 눌러야 할지 모른다. 건조 기능만 쓸 때나 특수한 소재를 세탁할 때는 더 어렵다. 리모컨은 어느 버튼을 누르면 어떻게 되는지 몰라서 혼란스럽다.

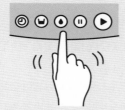

 관혼상제 때 적절한 행동을하지 못한다

어머니 장례식에서 어떻게 하면 좋을지 몰라서 멍하니 있었다. 미리 상주로서 해야 할 인사나 준비 사항을 들었는데 막상 그 자리에 서니 아무 생각도 나지 않았다.

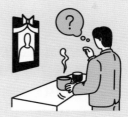

 블로그나 SNS에 글 올리는 방법을 모른다

SNS에 글을 올리려고 했는데 올리는 방법을 잊어버려 어느 화면을 열지, 어느 버튼을 누를지 알 수 없었다. 남이 가르쳐 줘도 금방 잊어버리고 계속 되묻는다.

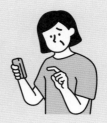

 업무와 공적 절차의 순서를 모른다

업무 서류를 제출하는 방법이나 확인 경로 등의 절차를 몰라서 매번 처음 접하는 듯한 느낌이 든다.

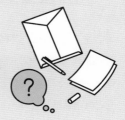

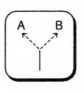

심신 기능 장애 _ 44

복수의 선택지가 있을 때 정답이나 알맞은 해법을 선택·판단하지 못한다

☑ 체크 **이 장애로 인한 생활의 고충**

☑ 날씨나 상황에 맞는 옷이나 소지품을 고르기가 어렵다

날씨나 온도, 캐주얼인지 정장인지, 누구를 만나는지 등을 생각하며 옷 고르는 게 무척 피곤하다. 또 여행 갈 때 앞일을 고려해서 필요한 것을 갖추기 어렵다.

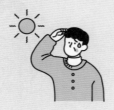

☑ 자기 신발을 찾지 못한다

신발장이나 현관에 신이 많이 있으면 남의 신을 신는 경우가 있다. 좀처럼 발이 들어가지 않아서 '이상하네' 싶기도 하고, 쓱 들어가면 남의 신이라고 지적받을 때까지 모른 채 신고 다니기도.

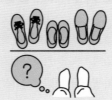

☑ 정리 정돈을 못 한다

'무거운 것은 아래로', '자주 쓰는 것은 앞으로' 등 여러 가지를 생각해야 하기 때문에 정리 정돈이 안 된다. 원래 있던 장소에 돌려놓기도 힘들고, 치우려고 하다가 도리어 어질러 놓는다.

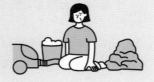

IC카드 충전 방법이나 표를 사는 방법을 모른다

충전할 때 카드를 넣고 버튼을 누르고 돈을 넣는 등의 순서를 모르겠다. 기계마다 투입구가 조금씩 다르거나 도중에 잔돈이 나오기도 해서 혼란스럽다. 또 뒤에 사람이 줄을 서 있으면 당황해서 더 아무것도 못 하게 된다.

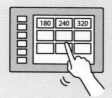

 ### 슈퍼마켓 진열대에서 엉뚱한 물건을 집는다

잘 확인해서 집어 드는데도 간장을 산다면서 비슷하게 생긴 다른 소스를 산다든지, 소맥분이 아닌 옆에 있는 녹말가루를 사든지 한다.

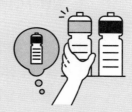

 ### 계산도 하지 않고 물건을 들고 온다

슈퍼마켓에 물건을 사러 가서 계산을 건너뛰고 바구니째 들고 집으로 와 버린다. 쇼핑 순서 중 '계산'이라는 부분이 쏙 빠져서 아무 생각 없이 가게를 나와 버리는 것.

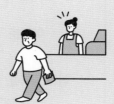

당신이 갖고 있던 치매에 대한 이미지는 어떻게 바뀌었을까요?

치매가 있는 분이 안고 있는 생활의 고충.
그중에는 본인조차 '왜? 어째서?' 그런지
설명하기 어려운 것이 잔뜩 있습니다.

하지만 그 고충의 배경에는 반드시 원인이 되는
심신 기능 장애나 주위 환경이 있습니다.
원인을 알면 해결책이나 원만하게
함께 지내는 방법을 찾을 수 있습니다.

또 여기에 등장한 고충 중에는
여러분 자신에게도 해당하는 것은 있지 않던가요?

이런 일들은 결코 특별히 이해하기 어려운 문제가 아닙니다.
치매인지 아닌지에 상관없이 나이가 들거나
심신이 피로하거나 주위 환경의 영향으로
누구든 일상에서 체험하기도 하는 것입니다.

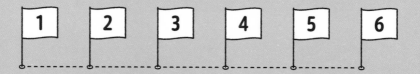

PART 2

치매와 함께 살아가기 위한
지혜를 배우는
여행 가이드

치매의 세계 여행, 어떠셨어요?

이 여행 경험이 앞으로의 당신 인생에 도움이 되면 좋겠습니다.

그리고 이제부터는 '치매와 함께 살아가기 위한

지혜를 배우는 여행 가이드'입니다.

여행에 필요한 지혜, 마음의 준비, 도구, 정보를 정리했습니다.

여행에 빼놓을 수 없는 동반자, 그것이 바로 가이드북입니다.

'이럴 때 어떻게 하면 좋지?' '뭐가 필요하지?'

망설이거나 고민될 때 펼쳐 주세요.

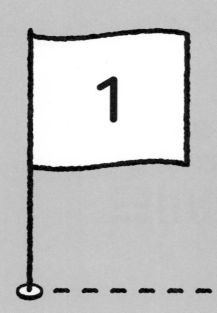

출발

새로운 여행 떠나기

치매를 당사자 시점으로
올바로 이해한다

치매는 어떤 상태를 말하는 것일까요? 일반적으로 말하는 치매의 정의나 증상은 의료진과 돌보는 사람의 시점이 대부분입니다. 실제로 치매가 있는 분(당사자)의 마음과 몸에 무슨 일이 일어나고 있는지 스스로 이해하고, 주위 사람에게 알리는 것은 무척 어려운 일입니다.

치매와 함께 사는 첫걸음으로 우선 치매와 인지 기능에 대해서 **바르게 이해하는 것부터** 시작합시다.

치매란?
인지 기능이 제대로 작동하지 못해서 생활상의 문제가 일어나며, 생활하기 어려워진 상태.

인지 기능이란?
어떤 대상(사람, 사물, 정보)을 눈·귀·코·혀·피부 등의 감각기관을 통해 받아들여 그것이 무엇인지 해석하거나, 사고하고 판단하거나, 계산하고 언어화해서 기억에 저장하는 활동.

지금 자신의 몸과
마음 상태를 안다

당신은 지금 자신의 몸과 마음의 변화를 눈치채고 당황하고 있을지도 모릅니다.

컨디션 난조나 위화감이 신경 쓰이지만, 모른 체하기도 하고 피로나 바쁜 일상 탓으로 돌리면서 지금까지 해 온 대로 생활을 계속하기 위해 어떻게든 버티고 있는 분도 있겠지요.

'일상적으로 하던 일이 잘 되지 않는다.'
'지금까지와는 좀 다른 것 같다.'
'혹시…….'

일상생활 속에서 이렇게 생각한 적, 뭔가 마음에 걸리는 느낌을 받은 적은 없으신가요?

그런 작은 위화감을 곧장 그대로 받아들이는 것은 쉬운 일이 아닙니다. 하지만 부정하거나 얼버무리는 일은 과감히 그만두고 자신의 감각에 솔직해져 봅시다. 지금 깨달을 수 있다면 앞으로 할 수 있는 일이 잔뜩 있습니다. 우선 자신의 지금 상태를 받아들이고 마주 보는 것부터 시작합시다.

내가 알아차린 것

영업에 종사하고 있는데 거래처 담당자의 얼굴과
이름을 모르거나 기억력이 떨어져
신경 쓰입니다. **– 30대 남성**

운동하다가 넘어지거나 구르는 일이
늘어나는 등 예전처럼 몸을 자유롭게
움직이지 못하게 되었습니다. **– 60대 남성**

차 시동을 거는 방법을 모를 때가 있는데,
차츰 차가 고장이 난 게 아닐까 하는
생각이 들곤 합니다. **– 70대 여성**

늘 머리가 멍하고 맑지 않아서
직장 상사로부터도 "괜찮은 거야?" 하고
걱정을 듣는 일이 늘었습니다. **– 60대 남성**

치매 증상은 사람마다 다르다는 것을 인식한다

'치매'라고 하면 일상적인 일을 할 수 없게 되어 요양 시설에 들어가 보살핌을 받아야 한다……. 이런 생각을 갖고 있지는 않습니까?

지금 인터넷에 검색하면 엄청난 양의 정보를 얻을 수 있습니다. 물론 올바른 정보도 있습니다만 불확실하거나 불안을 부추기는 정보가 있는 것도 분명합니다. 그래서 편향된 이미지가 어느 사이엔가 당신 머릿속에 깊이 뿌리내렸을지도 모릅니다.

실제로는 치매에 걸렸다고 해서 모두 똑같은 증상을 경험하는 것은 아닙니다.

파트 1에서 13가지 여행 이야기를 통해 전해드린 것과 같이 치매의 증상은 다양합니다. 질환의 종류, 주위 환경, 지금까지의 생활 방식 등 다양한 요인의 영향을 받습니다. 따라서 그 증상과 고충을 겪는 범위, 진행 상황은 사람마다 다릅니다.

쏟아지는 정보를 무분별하게 믿거나 자신이 지닌 편견에 사로잡히지 마십시오. 치매 증상은 한 사람 한 사람 다 다른 것을 알고, 무엇보다 우선 당신 자신의 상황을 제대로 바라봅시다.

전문가와 상담한다

'치매일지도 모른다'고 생각하면서도 어디서 무엇을 상담해야 할지 모르고, '아직 괜찮아'라며 상담을 미루고 있지는 않습니까?

전문가와 상담하는 것이 이제부터 시작하는 치매의 세계를 여행하는 첫걸음입니다. '혼자서만 끙끙 앓는 상태에서 벗어나자.' '얼른 상담해서 빨리 시작하자.' 이런 식으로 받아들이면 망설여지던 마음도 좀 편해질 수 있습니다.

상담할 수 있는 전문가의 존재는 든든하지요. 앞으로의 여행을 함께 걸어가는 동료가 되어 줄 것입니다.

'치매일지도?'라는 생각이 들 때 상담할 곳

불안한 점, 신경 쓰이는 것에 대해 이야기해 봅시다.
전문 병원이나 도움이 되는 정보를 얻을 수 있습니다.
▶ 다니는 병원의 낯익은 주치의
▶ 거주 지역 행정복지센터의 노인 복지 담당
　국민건강보험공단의 장기요양보험 담당 부서
▶ 치매안심센터
　돌봄과 복지를 종합적으로 지원하는 부서에서 전문 지식을 지닌 담당자와 상담할 수 있습니다.

🔍 검색 ｜ 거주 지역의 치매안심센터

누군가에게 털어놓는다

치매가 있다는 것을 남에게 털어놓는 건 무척 용기가 필요한 일입니다.

'누구에게 얘기하지?' '무엇부터 얘기하지?' '제대로 전할 수 있을까?' ……지금까지 자신을 잘 아는 사람들에게 언제 어떤 식으로 이야기할까, 치매라고 알림으로써 멀어지는 건 아닐까 고민하고 있지는 않습니까? 치매에 대한 편향된 이미지로 이상하게 보이는 건 싫다……라고 주저할 수도 있겠지요.

하지만 **거창하게 준비해서 알릴 필요는 없습니다. 모두에게 털어놓아야 하는 것도 아닙니다. 당신이 이야기하고 싶은 사람에게 알리는 것부터** 시작합시다.

주위 사람이 당신 상황을 알아줌으로써 당신 혼자 떠안지 않아도 되고 마음도 조금 편해질 것입니다. 가까운 사람에게 상담하는 것이 마음에 거리낀다면 전문 기관이나 단체에 전화로 상담하거나 살고 있는 지역의 치매안심센터에서 면식이 없는 사람과 상담해 보는 것은 어떨까요?

우선은 지금 당신 기분을 입 밖으로 내보내는 것만으로도 좋습니다. 그것이 다음 발걸음으로 이어지게 합니다.

전하고 싶은 사람에게 털어놓자

가까운 사람

가족

'가장 가까이 있는 사람에게 우선 이야기하고 싶다'고 생각한다면 함께 생활하는 사람에게 털어놓아 봅시다.

친구나 동료

'가족에게 말하기 전에 다른 누군가와 이야기하고 싶다'고 생각한다면 당신을 잘 아는 친구나 동료와 이야기해 보지 않겠습니까?

치매 카페

치매가 있는 본인, 가족, 지역 주민 누구라도 참여할 수 있고 모일 수 있는 장소입니다. 전문 상담사와 상담할 수도 있습니다. 우리나라에서는 지역 치매안심센터에서 치매 카페를 운영하고 있습니다.

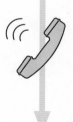

전문 기관의 전화 상담

전화 상담이라면 얼굴을 마주하지 않고 고민을 이야기할 수 있습니다. 중앙치매센터에서 운영하는 치매상담콜센터(1899-9988)로 전화하면 365일 언제든지 전문상담사들의 도움을 받을 수 있습니다.

모르는 사람

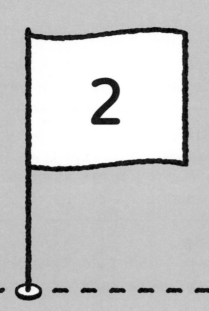

팀 꾸리기

여행 동료를 만든다

의지할 만한 동료를 만든다

즐거운 일도 힘든 일도 함께 나눌 수 있는 동료를 만듭시다. 앞으로 길게 이어질 삶, 더 즐겁고 충실하게 만들기 위해서.

먼저 살고 있는 **지역의 치매안심센터 또는 지역 행정복지센터의 노인 복지 담당 부서에 연락해 보는 것**을 추천합니다.

또 역할 분담이 가능하도록 동료가 여럿 있는 것이 중요합니다. 누구 한 사람에게만 의지하면 그 사람이 지치거나 떠나갔을 때 어려움을 겪을 수 있지요.

전문가뿐 아니라 친구나 낯익은 이웃, 당신이 사는 지역의 사회복지사나 자원봉사자도 동료입니다.

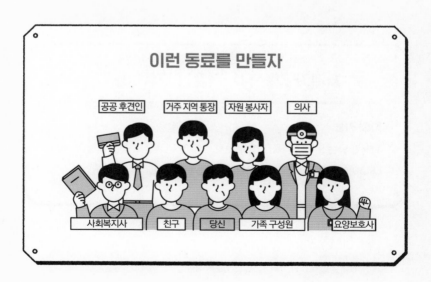

이런 동료를 만들자

| 공공 후견인 | 거주 지역 통장 | 자원 봉사자 | 의사 |

| 사회복지사 | 친구 | 당신 | 가족 구성원 | 요양보호사 |

여 행
가이드 2-2 ⟩ **치매가 있는
다른 사람들과 소통한다**

　의지할 수 있는 동료가 생겼다 해도 때로는 '치매 아닌 사람은 모른다', '자신의 불안한 심정이 전해지지 않는다'라는 마음에 허전할 때가 있지요. 그럴 때 힘이 되는 것이 당신과 마찬가지로 치매와 함께 살아가는 당사자인 동료나 선배들입니다.

　지역에서 치매가 있는 분들과 교류하는 것도 도움이 되는데, 아직 우리나라에서는 이런 모임이 드물게 운영됩니다.

치매가 있는 당사자들과 교류하는 곳

치매 카페
치매가 있는 분이나 가족, 요양보호사, 치매에 대해 알고 싶은 사람 등 처지나 나이에 상관없이 참여할 수 있습니다(207쪽 참조).

　　　　　　　　　　　비로소 이해되는 치매의 세계

또 치매 선배들의 체험담을 모은 책에서는 다양한 사람들의 이야
기, 생각, 생활의 지혜를 알 수 있습니다. 그 사람들은 나이나 성별,
증상이 당신과 다를지도 모릅니다. 하지만 치매라는 공통점이 있어
겉으로 드러내기 어려웠던 감정이나 속내를 공유하고 "맞아, 맞아!"
하며 공감할 수 있는 시간을 가질 수 있을 것입니다.

치매 선배들의 체험담을 모은 책

오작동하는 뇌(히구치 나오미 지음)

환시나 환취(환후) 등의 증상을 겪는 루이소체 치매 당사자가 저자. 자신의
체험을 표현하고, 뇌에 무슨 일이 일어나고 있는지 분석해서 어떻게 병과
더불어 살아갈지 정리해 놓은 책.

치매에 걸린 내가 보는 사회(단노 도모후미 지음)

39세에 초로기 알츠하이머로 진단 받고 일본 각지 때로는 전 세계의 동료
들과 교류를 지속해 온 저자가 여태껏 마주한 '치매 당사자의 목소리'를 담
은 책(한국 미출간).

*한국에서 출간된 치매 당사자가 쓴 책으로는 《나는 치매 의사입니다》(하세
가와 가즈오, 이노쿠마 리쓰코 지음), 《그래도 웃으면서 살아갑니다》(단노 도모후미,
오쿠노 슈지 지음), 《내가 알던 그 사람》(웬디 마첼, 아나 와튼 지음) 등이 있다.

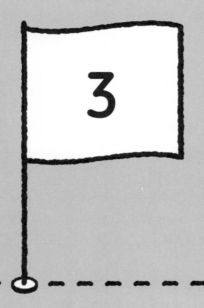

환경 바꾸기

여행 채비를 한다

'할 수 있는 것'과 '할 수 없는 것'을 이해하고 알린다

여행을 즐기기 위해서는 주위 환경 정돈부터. 그 첫 단계는 당신이 '할 수 있는 것'과 '할 수 없는 것(어려운 것)'을 아는 것입니다.

예를 들어 시간이 걸리더라도 자신이 할 수 있다면 계속하는 것이 당신다운 삶을 살기 위해 중요합니다. '할 수 있는 일은 스스로 하고 싶다'는 의사를 주위에 전하고, 주위 분들은 그가 할 수 있는 것을 빼앗지 맙시다.

할 수 없는 일이라면 혼자서 애쓰지 말고 '이 동작은 어렵네', '이 건 어떻게 하는지 모르겠네' 하고 받아들입니다.

그리고 가족이나 동료에게 알려 함께 궁리하고 도움을 받습니다. '혼자서는 할 수 없는 일'을 '함께라면 할 수 있는 일', '남의 도움을 받으면 할 수 있는 일'로 바꿔 갑시다.

할 수 있고 없는 것을 알기 위해서

이 책의 권말부록에 있는 '이 장애로 인한 생활의 고충' 항목을 가족이나 동료와 함께 체크해 보십시오.

여행 가이드 3-2 〉 집 안팎에 자신이 편히 쉴 곳을 만든다

집 안에서나 밖에서나 **당신이 기분 좋게 지낼 수 있는 장소, 긴장하지 않고 편안함을 느낄 수 있는 장소**가 있으면 매일 더 풍요롭게 보낼 수 있습니다.

집 안이라면 '여기서 느긋하게 쉬고 싶다'는 생각이 드는 자리를 골라 마음에 드는 의자나 좋은 느낌의 쿠션을 놓아 봅시다. 혹시 그 장소가 가족의 거동에 방해가 된다면 가구 배치를 바꾸면 어떨지 의논해 보는 것도 좋겠습니다.

집 밖이라면 공원이나 근처 찻집, 선술집 등은 어떨까요? 예전부터 자주 간 곳, 느긋하게 지낼 수 있는 장소라면 어디든 상관없어요. 게다가 아는 사람이 있는 곳이면 가족도 안심하고 보내드릴 수 있습니다.

예를 들어 '책과 자료에 둘러싸인 자신의 서재', '혼자서 느긋하게 커피를 마실 수 있는 카페'를 안식처로 삼는 분도 있지요.

집을 마음 편한 거처로 삼기 위한 지혜는 여러 가지가 있는데 나중에 자세히 소개합니다.

오감을 자극하지 않는
생활공간을 만든다

지금까지 쾌적하게 지내 온 생활공간이라도 인지 기능 장애로 인해 문제가 생기는 경우가 있습니다. 신경 쓰이지 않던 조명이 눈을 찌르는 것처럼 느껴지거나 TV 소리가 자극적인 울림으로 느껴지는 경우도 있습니다. 자극이나 부담이 되는 점이나 부담이 되는 정도는 개인차가 무척 커서 당사자인 당신밖에 모르는 것도 많습니다. 우선 다음 순서대로 현재 상태를 확인하고 생활을 함께하는 가족이나 가까운 동료들과 공유하고 상담을 거듭해 나가세요.

1. 다음 쪽부터 나오는 체크포인트를 보고, 생활 속에서 신경 쓰이는 점들을 찾는다.

2. 그 점들이 어떨 때 곤란한지, 몸 상태가 나빠지는지 이야기를 나눠 본다.

3. 어떻게 하면 아늑하고 살기 좋은 공간이 될지 개선점을 의논하고, 가능한 한 신체적 · 심리적 부담이 적은 생활공간을 만든다.

자극적이지 않은 생활 디자인

오감 친화적인 생활 디자인 포인트에 대해 전문가의 도움을 받거나 그러한 사례를 가족과 함께 웹사이트에서 찾아보세요.

오감을 자극하지 않는
생활공간을 만들기 위한 체크포인트

 ## 빛이 너무 눈부시다고 느낀 적은 없습니까?

조명이나 직사광선을 통증으로 느끼거나 갑작스런 밝기 변화에 놀라는 것도 포함. 충분한 밝기를 유지하되 강한 빛이나 밝기 변화가 없도록 신경을 씁시다.

> **이렇게 해 보면** ・조명의 빛이 직접 눈에 닿지 않도록 방향을 바꾼다.
> ・햇빛이 들어오는 방향을 조절할 수 있도록 커튼을 단다.

 ## 색이 너무 강하게 자극하지는 않나요?

시각적으로 민감해지면서 강한 색이 신경 쓰여서 안정을 찾지 못하는 경우가 있습니다. 벽이나 마루, 인테리어 등은 형광색이나 채도 높은 색을 피하고 차분한 것으로 합시다.

> **이렇게 해 보면** ・가구나 가전을 살 때는 색을 신중하게 선택한다.
> ・위험한 인상을 주는 색 조합(빨간색과 노란색 조합)을 피한다.

 ## 소리가 너무 시끄럽게 들리진 않습니까?

말소리나 생활 소음이 전부 귀에 들어와서 듣고 싶은 소리에 집중할 수 없는 경우가 있습니다. 음량이나 음원과의 거리를 고려합시다.

> **이렇게 해 보면** ・말할 때는 잡음이 되는 TV나 라디오를 끈다.
> ・방음 커튼이나 유리문으로 조용한 환경을 만든다.

비로소 이해되는 치매의 세계

냄새가 너무 자극적인 경우는 없습니까?

후각이 민감해지면서 향수나 방향제, 땀 등의 냄새를 극단적으로 강하게 느껴 컨디션이 나빠지기도 합니다. 자극적인 강한 향이 나는 물건은 사용하지 않도록 합시다.

이렇게 해 보면 ・ 섬유 유연제나 미스트 등을 과도하게 사용하지 않는다.
・ 요리 후에는 환기를 하고 음식물 쓰레기는 바로바로 버린다.

더위·추위를 심하게 느낀 적은 없습니까?

자율신경에 장애가 생기면 체온이나 땀 조절이 어려워지기도 합니다. 계절이나 기후에 따라 적절한 체감온도를 유지하고 조절할 수 있는 환경을 만듭시다.

이렇게 해 보면 ・ 실내에서는 간단하게 온도를 조절할 수 있는 기기를 사용한다.
・ 실외에서는 입고 벗기 쉬운 옷으로 체온을 조절한다.

높낮이 차이·경사가 부담스러운 경우는 없습니까?

공간 인식에 문제가 있거나 신체를 마음먹은 대로 움직이지 못하고 높낮이 차이나 경사가 거동을 방해하기도 합니다. 작은 높낮이 차이나 틈새가 거대하게 느껴지기도 하므로 평평한 공간이 되도록 합시다.

이렇게 해 보면 ・ 화장실처럼 바깥과 안쪽에 약간의 높낮이 차이가 있는 곳도 완만한 경사면이 되도록 손을 본다.

혼란스럽게 하는 사물이나
상황을 생활공간에서 치운다

공간·기억·주의 등 인지 기능 장애로 익숙한 공간이라도 가구의 외곽선, 벽이나 바닥의 모양, 빛이 들어오는 상태 변화에 따라 혼란스러워하거나 판단이 흐려지는 경우가 있습니다. 오감을 지나치게 자극하지 않는 생활공간을 만들어야 하는 것처럼, 어떤 상태가 당신을 혼란스럽게 하는지 파악하고 그 원인을 제거하는 것도 중요합니다.

다음 순서대로 함께 생활하는 사람이나 가까운 동료들과 공유하고 상담합시다.

1. 다음 쪽부터 나오는 체크포인트를 보고 당신을 혼란스럽게
   하는 점들을 찾는다.
2. 그 점들이 어떤 상태일 때 혼란스러운지, 알기 어려운지 전
   달하고 공유한다.
3. 어떻게 개선할지 의논하고, 혼란을 일으키는 요소를 최소화
   한 생활공간을 만든다.

혼란을 일으키지 않는 생활 디자인

혼란을 일으키지 않는 생활 디자인 포인트에 대해 전문가의 도움을 받거나 그러한 사례를 가족과 함께 웹사이트에서 찾아보세요.

생활에서 혼란을 일으키지 않기 위한
체크포인트

 분류 라벨이나 표시의 위치, 글자의 크기가 제각각은 아닌가요?

라벨의 위치나 글씨체가 다른 것과 같지 않으면 혼란을 일으키기도 합니다.

이렇게 해 보면 ⟩ • 옷장이나 옷 수납함, 소품 수납함, 문 등에 라벨이나 표시를 붙일 때는 위치나 크기, 디자인을 통일한다.

 바닥이나 벽의 색과 소재가 제각각은 아닌가요?

벽의 색이 갑자기 바뀌고 나뭇결무늬와 콘크리트 바닥이 이어져 있으면 높낮이 차이가 나 보이거나 구멍이 있는 것으로 느껴져 예상치 못한 사고로 이어질 수 있습니다.

이렇게 해 보면 ⟩ • 바닥이나 벽은 화장실 문이나 변기처럼 눈에 띌 필요가 있는 곳을 제외하고는 색상이나 소재를 가능한 한 통일한다.

 중요한 정보가 주위에 묻혀 알아보기 힘들지는 않습니까?

색이나 소재의 통일이 중요하나 주의를 끌 필요가 있는 중요한 부분, 꼭 인식해야 할 정보는 확실히 눈에 띄게 합시다.

이렇게 해 보면 ⟩ • 화장실의 변기나 변좌, 문손잡이 등 색이나 형태를 제대로 인식할 필요가 있는 부분은 주위 공간이나 배경과 확실하게 구분이 되도록 한다.

복잡한 무늬나 모양의 인테리어는 없습니까?

기하학무늬는 공간을 왜곡되어 보이게 하고, 뭔가 다른 것으로 보이게도 합니다. 구체적인 식물 모양은 실제 식물이 거기 있는 것처럼 보일 때가 있습니다.

이렇게 해 보면 ・ 반복되는 격자무늬나 체크무늬, 동물이나 식물 등 구체적인 도안이 그려진 무늬의 인테리어는 피한다.

강한 반사나 짙은 그림자는 없습니까?

바닥 그림자는 구멍이나 높낮이 차이로 보이고, 빛이 반사되는 바닥은 물웅덩이로 보여서 혼란을 초래할 뿐만 아니라 뜻하지 않은 사고로 이어질 위험이 있습니다.

이렇게 해 보면 ・ 가구나 커튼에 의해 그림자가 생기지 않도록 한다.
・ 빛을 반사하는 거울은 사용하지 않을 때는 천으로 가린다.

복잡한 조작이 필요한 생활용품을 쓰고 있지는 않나요?

손발의 컨트롤, 대상물과의 거리나 방향 인식이 어려우면 전후·좌우·상하 움직임이 조합된 삼차원 동작이 어려울 수 있습니다.

이렇게 해 보면 ・ '돌리기만 하면 되는' 단순한 움직임으로 조작할 수 있는 것을 선택한다.
・ 수도꼭지 핸들은 손을 가까이 대면 저절로 물이 나오는 것이나 냉온수 조작이 쉬운 것으로 한다.

동선이 복잡하고, 표시가 없는 방은 없습니까?

기억이나 공간 인지 장애로 인해 집 안에서도 목적지에 다다르기 어렵고, 문이 닫혀 있으면 무슨 방인지 몰라서 혼란에 빠지기도 합니다.

> **이렇게 해 보면** ▷ • 생활에서 빼놓을 수 없는 장소, 특히 화장실 동선이나 표시는 알기 쉽게 합니다. 주로 시간을 보내는 방에서부터 그곳까지 가는 길이 알기 쉽게 되어 있으면 안심.

 ### 가전제품 사용법 때문에 곤란하지 않습니까?

기억이나 주의, 절차의 인지 기능 장애로 평소 사용하던 것이라도 조작 방법을 떠올리지 못하거나 잠시 착각하기만 해도 혼란스러울 수 있습니다.

> **이렇게 해 보면** ▷ • 밥솥이나 전화기 등 익숙한 가전제품은 고장이 나도 바꾸지 않고 수리해서 계속 쓴다.
> • 교체할 때는 최신 기능이나 비주얼보다는 익숙한 조작 방법을 우선해서 고른다.

 ### 강한 힘이나 섬세한 동작이 필요한 장소나 물건은 없습니까?

공간 인지 장애로 인해 손발 컨트롤이나 대상물과의 거리, 방향 인식이 어려워져 뭔가를 움직일 때 어떻게 힘을 주면 좋을지 모르는 일도 생깁니다.

> **이렇게 해 보면** ▷ • 자주 사용하는 방문은 여닫기 쉽게 한다.
> • 봉지나 캔, 종이팩 등의 제품은 뚜껑을 열고 닫기 쉬운 용기에 옮겨 담는다.

이름표나 표지에 대해 궁리한다

이전에는 이해할 수 있었던 가전제품 버튼 표시를 봐도 어떻게 조작하면 좋을지 판단할 수 없고, 파일 라벨에 적힌 기호를 이해하는데 어려움을 느끼거나 혼란스러울 수도 있습니다.

그럴 때는 **의미를 바로 이해할 수 있고, 직감적으로 행동을 촉발하게 하는 표지를** 만들어 봅시다. 의외로 간단하게 해결되는 것도 있으니 조금씩 도전해 볼까요.

어떤 분들은 샴푸와 보디샴푸 포장 용기만 봐서는 구분이 안 되지만, 샴푸에는 '머리', 보디샴푸에는 '몸'이라고 썼더니 헷갈리지 않게 됐다고 합니다. 글자의 크기나 글꼴에 대해 궁리하거나, 단순한 일러스트나 사진을 조합해서 알기 쉽게 할 수 있습니다.

어떤 아이디어가 좋은지 다른 사람의 지혜에도 귀 기울이면서 같이 사는 가족이나 가까운 동료들과도 상담하고 실천해 봅시다.

중요한 정보를 전하는 생활 디자인

중요한 정보를 시각적으로 이해하기 쉽게 하기 위한 포인트나 사례를 가족과 함께 웹사이트에서 검색하여 활용해 보는 것도 좋습니다.

비로소 이해되는 치매의 세계

이름표·표지 아이디어

중요한 장소에 표지를 붙인다

자신의 방과 옆방을 착각하지 않도록 문에 자신이
좋아하는 꽃무늬 타일을 붙여 표시합니다.※

옷장 문에 내용물을 알 수 있는 사진을 붙인다

안에 뭐가 들어 있는지 쉽게 알 수 있도록 옷장 문에는
내용물을 둔 대로 찍은 사진을 붙여 둡니다.[*]

문자와 그림 둘 다 표시한다

화장실 같은 중요한 곳에는 문자와 그림을 모두 표시해
붙여 둡니다.※※

화장실

중요한 동선을 알기 쉽게 표시한다

집에서 오랜 시간을 보내는 자신의 방이나 거실에서
화장실까지 가는 경로에 화살표 형태의 테이프를
붙여서 동선을 표시합니다.

 화장실

옷에 표시를 붙입니다

옷을 입을 때 소매의 위치나 깊이를 모르는 경우를
대비해서 안감과 구별되는 색의 눈에 띄는 테이프를
붙여서 팔을 통과시키는 위치를 표시합니다.

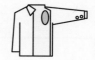

※ 참고 – 영국 알츠하이머협회
※※ 참고 – C. 커닝햄, M. 마셜 지음 《치매에 좋은 환경 디자인》(한국 미출간)

스마트폰을 사용해
생활을 편리하게 한다

일과나 약속을 잊어버리고, 익숙하게 다니던 길에서 헤매고, 집 열쇠를 자주 잃어버리는 등 일상에서 곤란한 일이 늘어나면 스마트폰의 편리한 기능에 의지해 봅시다.

특별한 기기가 없어도 지금 당신이나 가족이 가지고 있는 스마트폰 기능을 능숙하게 사용함으로써 여러 가지 일을 해결할 수 있습니다. 조작이나 설정이 어려운 경우에는 주위 사람들과 함께 해 봅시다.

잊어버리거나 기억하지 못하는 일은 누구에게나 있습니다. 너무 심각하게 생각하지 말고 **할 수 없는 것은 물건이나 기술에 의지**하면 됩니다.

스마트폰 활용법

일상의 고충을 해결해 주는 디지털 수단이나 사용법은 웹사이트에서 찾아볼 수 있습니다.

이런 고충은 스마트폰으로 해결

 문장을 쓸 수 없고, 자판을 치기 어렵다

스마트폰에는 '○○에게 전화해 줘', '○○를 검색해 줘'라고 말만 해도 자동으로 조작해 주는 음성 지원 기능이 있습니다. 마찬가지로 문자를 보낼 때 사용하는 문장도 음성 입력을 이용하면 긴 문장을 어렵게 칠 필요가 없습니다.

 전화로 약속한 일정이 언제인지 모른다

잊어버릴 것 같은 일정은 스마트폰의 달력에 등록합시다. '미리 알림'에 등록해 두면 예정일 앞날이나 직전에 확실히 알려주기 때문에 몇 번이나 확인하지 않아도 됩니다.

 물건을 자주 잃어버리고 잊는다

지갑이나 열쇠 등에 분실물 방지 기능이 있는 '스마트 태그'라는 소형 가전을 달아서 스마트폰에 연계해 둡시다. 일정 거리 이상 떨어지면 스마트폰에 알림이 오거나 소리가 나기 때문에 두고 내리거나 잃어버리는 일을 막을 수 있습니다. '스마트 태그'에는 열쇠고리형, 카드형 등 여러 종류가 있으니 쓰기 쉬운 것을 선택합시다.

여행 자금계획을 짠다

잊어서는 안 되는 중요한 준비가 '돈' 계획입니다.

치매 때문에 이전처럼 일하기가 어려워져 생활비나 의료비 융통에 불안을 느끼거나, 돈 관리가 어려워지는 면이 있을지도 모릅니다.

앞으로의 생활에 돈이 얼마나 필요할지 알지 못하는 상태에서 불안한 마음으로 이 여행을 계속하는 일이 없도록 같이 생활하는 가족이나 가까운 동료들과 함께 수입과 지출을 정리해 봅시다.

월급·연금 등 수입액, 생활비나 의료비 등 지출액, 저축액을 써 봄으로써 현재 상황을 파악할 수 있으며 앞으로의 자금계획을 세우기도 쉬워집니다.

생활 유지가 어려운 경우에는 도움을 받을 수 있는 제도를 조사하고 관공서 등에 상담해 봅시다.

또 돈 관리는 가족이나 친척 사이라도 문제가 일어날 수 있으므로 믿을 만한 제삼자에게 의뢰하는 것도 고려해 볼 수 있습니다.

돈에 관련된 제도나 수당

치매 공공 후견 제도

치매 환자이면서 기초생활수급자·차상위자 등 저소득자이고, 권리를 대변해 줄 가족이 없는 경우(조건을 충족하지 못해도 지자체장이 필요하다고 인정한 경우에는 지원 가능) 거주하는 지역의 치매안심센터(또는 치매상담콜센터 1899-9988)에 문의하면 성년후견 심판청구 절차 및 비용을 지원하고 공공 후견인을 연결해 줍니다. 공공 후견인은 사회복지 서비스에 대한 신청뿐 아니라 통장 등의 재산 관리, 관공서에서의 서류 발급, 병원 진료, 물건 구입 등 일상생활에 필요한 의사결정을 대리인 자격으로 수행합니다.

성년후견제도

부동산 매각 등의 재산 관리, 시설 입소에 관한 계약 행위, 계약 해지 등 스스로 판단하기 어려운 분들의 권리를 지키기 위한 제도입니다. 이용하려면 가정법원에 신청해야 합니다.

장애연금

병이나 부상으로 생활이나 일이 제한되는 상황에서 받을 수 있는 연금. 국민연금 가입자가 치료 후에 장애가 남았을 때 장애 상태에 따라 지급됩니다.

장애인수당

정신 또는 신체에 현저한 중증 장애가 있으며 일상생활에서 상시 특별한 돌봄이 필요한 장애인에게 지급되는 수당. 우리나라에서는 장애인연금법에 의해 보장되며 거주 지역 행정복지센터에 신청하면 됩니다.

생활 리듬을 가다듬고 지킨다

여행 가이드 3-8

시간 감각의 장애로 '자신이 느끼고 있는 시간'과 '실제 시간' 사이에 차이가 생기거나 24시간이란 감각이 없어지는 일이 있습니다. 생활 리듬이 흐트러지면 마음은 물론 몸에도 악영향을 미치므로 가능한 한 일정한 리듬을 유지합시다.

먼저 함께 생활하는 사람들과 **기상·식사·외출·취침 등의 일과를 적어 봅니다.** 그리고 그 일정을 언제든지 바로 알 수 있도록 거실에 붙이거나 스마트폰 알람을 활용합시다.

또 아침에 일어나면 먼저 햇볕을 쬐어 몸을 깨우고, 밤에 잠들기 전에는 스마트폰이나 TV의 자극을 피하는 등 기상과 취침을 원활하게 하는 행동을 습관화하는 것도 중요합니다.

스마트폰 알람 활용

스마트폰 알람 기능은 자명종 역할 외에도 다양하게 활용할 수 있습니다. 예를 들어 외출 준비를 시작하는 시간이나 복약 시간을 잊는 경우, '8:00 외출 준비', '19:00 약을 먹는다' 등 알람에 등록해 놓으면 설정한 시간에 알려 줍니다.

비로소 이해되는 치매의 세계

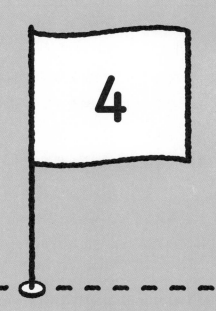

실행하기

여정을 즐긴다

여행가이드 4-1 〉 지금 자신이 할 수 있는 걸 긍정적으로 즐긴다

여행의 즐거움은 그때그때 달라집니다. 전에 즐기던 것을 못 하게 되면 울적해지기도 하겠지요. 못 하는 것이 늘어날수록 치매에 걸리기 전 자신과의 차이에 당황하고 우울해지며 나쁜 쪽으로만 생각하게 될지도 모릅니다.

하지만 과거의 자신이나 다른 사람과 비교해서는 퇴행적인 기분만 들 뿐입니다.

그럴 때는 자신의 마음을 점검하고 '이것도 저것도 못 해'라는 생각 대신 '이것은 할 수 있어!'라고 마음을 고쳐먹고 긍정적인 자세로 바꿔 봅시다.

지금 당신은 예전에는 흥미 없었던 것을 재미있다고 느낄지도 모릅니다. 서툴렀던 것에 예상치 못한 힘을 발휘하게 될지도 모릅니다. 그러면 보이는 경치가 점점 달라지고 새로운 만남도 생겨나겠지요.

함께 여행길을 걷는 가족이나 동료와 이야기하거나 함께 웃고 새로운 것에 도전하면서 '지금'을 온 힘 다해 즐기는 마음을 잊지 않도록 하세요.

비로소 이해되는 치매의 세계

긍정적인 표현으로 바꾸기

식사를 잘
할 수 없고
시간이 걸린다

긍정

느긋하게 맛을
음미하며, 맛있어!
건강에 좋지!

정말 좋아했던
그림 전시회에
혼자서는 갈 수
없게 됐다

긍정

누군가와
함께 가니
감상을 나눌 수
있어 즐거워!

번화한 장소가
불편해졌다

긍정

아늑한 곳을
찾는 데
선수가 됐어!

낯익은 장소인데
기억이 나지
않는다

긍정

매번 새로운
장소에 가는 듯한
감각이 즐거워!

여행 가이드 4-2 〉 삶의 보람이 될 수 있는 일, 역할을 찾아 도전해 본다

'하고 싶은 것이 있지만 이제 더는 할 수 없다.' '누군가에게 도움이 될 수 없다.' 이렇게 생각할 필요는 없습니다.

당신이 좋아하는 것, 잘하는 것을 함께 생활하는 가족이나 주위에 있는 전문가나 친구에게 전해 봅시다.

함께 하고 싶다고 말해 줄 사람이 있을지도 모릅니다. 의외의 곳에서 당신의 힘을 필요로 하며, 좋아하는 것과 잘하는 것이 누군가에게 도움이 될지도 모릅니다.

내가 하고 싶은 것이 떠오르지 않더라도 주위에 있는 동료 누군가의 '해 보고 싶다', '도전하고 싶다'는 마음을 응원하고 함께 해 보는 것도 좋겠지요.

좋아하는 일을 할 수 있고, 어떤 역할을 완수할 수도 있다는 것은 일상에서 에너지의 원천이 될 것입니다.

당신 나름대로 삶의 보람이나 역할을 찾아서 이 여행을 실컷 즐겨 보세요.

비로소 이해되는 치매의 세계

내가 찾은 삶의 보람

어린이 식당에서 자신 있는
요리를 만들어 대접하고,
모두가 기뻐하는 걸 보는 것이 즐겁다.
– 50대 남성

SNS와 블로그에서 치매에 대해 쓰기.
치매 진단 전 불안해하는 사람이나 가족이
보고 "정보를 알 수 있었다"고 좋아했다.
– 50대 여성

치매 진단을 받고 나서 시작한 청소 일.
"늘 감사합니다"라고 말 걸어 주는
사람들이 있어서 기쁘다.
– 60대 남성

치매가 있는 사람 모임을 지역에서
만들고 싶다는 동료를 응원한다!
– 50대 여성

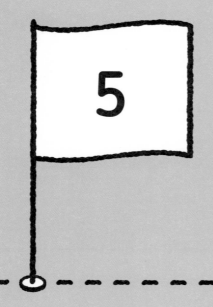

리셋하기

잠깐 쉬기

무리하지 않고
애쓰지 않는다

여행은 길게 계속됩니다. 이제까지와는 상황이 달라서 몸과 마음이 지치는 것을 눈치채지 못해 무리할 때도 있을 것입니다. 하지만 계속 무리하다가는 앞으로의 생활이 점점 더 힘들어집니다.

너무 열심히 하는 것은 금물입니다. 여행 계획은 상황에 따라 바뀌는 것이 당연하지요. **일정을 소화하는 것보다도 당신이 스트레스 없이 지내는 것이 더 중요**합니다.

해야만 하는 일이 있어도 아무것도 하고 싶지 않다고 생각하거나 혼자만의 시간을 가지고 싶을 때가 있을 겁니다. 그럴 때는 자신의 기분에 솔직해져서 안고 있던 짐을 내려놓아 보지 않겠습니까? 지금 하지 않으면 안 된다고 생각했던 것을 한번 내려놓는 겁니다.

'그렇게 간단히 포기할 수 없어', '지금이 아니면 못해'라고 생각할지도 모르겠지만 기회는 또 옵니다. 잠시 쉬었다가 새로운 기분으로 다시 출발하면 또 다른 길이 보입니다.

괴로움을 감추지 않는다

불안한 기분이나 괴로움은 당신이 좀처럼 밖으로 내보이기 힘든 것입니다. '이런 거 얘기해도 되나' 하고 주저할지도 모릅니다.

하지만 그 마음을 당신 안에만 담아 두면 점점 더 커집니다. 괴로움이 마음속에서 무한히 반복되면서 더욱 힘들어지는 경우도…….

그 기분을 가둬 두지만 말고 믿을 만한 사람에게 얘기해 봅시다. 입 밖에 내는 것만으로 머릿속에서 정리가 되기도 하고, 의외로 사소한 고민이었다는 생각이 들 수도 있습니다. 반대로 생각보다 더 괴로웠구나 하고 깨닫고 자신을 돌볼 기회가 될지도 모릅니다.

남에게 말하기가 망설여지면 **노트에 적어 보는 것만으로도 기분이 나아집니다.**

누군가에게 들려준 다음에는 들어준 상대에게 감사의 마음을 전하는 것도 잊지 마시길!

여 행 가이드 5-3 # 조금이라도 '특별한 일'을 해 본다

치매 세계의 여행도 익숙해지면 똑같은 나날의 반복이라 지루하게 느껴질 수도 있습니다. 주위 사람들과의 관계가 너무 편해져 무뎌질지도 모릅니다. 그럴 때는 조금이라도 일상에 특별함을 더해 보지 않겠습니까? 자신에게, 가족에게 그리고 동료에게 '평소와 다른 특별한 시간'을 선물해 봅시다.

어려운 일에 도전할 필요는 없습니다. 일상적인 삶에 아주 약간의 뭔가를 더하는 것만으로도 기분 전환이 됩니다.

나에게 특별한 것

주간보호센터에서 '일일주점'을 열어
동료들에게 요리를 차려 대접하는 것
- 80대 남성

마음에 드는 옷이나 액세서리를 걸치고
쇼핑하러 가는 것
- 80대 여성

사회적 장벽에 직면할 때
누군가와 이야기해 본다

치매와 함께 살아가다 보면 편견이나 선입견으로 남에게서 분별 없다는 소리를 듣거나, 스스로 아무것도 할 수 없다는 생각이 들 수도 있습니다. 그리고 기존 제도나 관습 때문에 당신 혼자서는 아무것도 할 수 없을 때가 있습니다. 그런 '사회적 장벽'에 직면하면 상처받고 괴로워도 하겠지요.

이것들은 금방 해결되지는 않을 것입니다. 하지만 무엇보다 당신이 알아줬으면 하는 것이 있습니다. 결코 당신 탓이 아니라는 것.

아직 세상은 더딘 편이라 치매에 대한 시민, 지역, 공공기관, 기업, 사회 전체의 이해가 충분하지는 않습니다. 하지만 변화는 시작되었습니다.

사회적 장벽에 직면했을 때, 믿을 수 있는 사람에게 당신이 느낀 점을 전해 봅시다. 혼자서는 대처할 수 없더라도 누군가와 함께라면 가능할지도 모릅니다. 이야기를 하다 보면 해결의 실마리가 보일 수도 있겠지요.

당신이 느끼고 있는 것을 주위 사람에게 전하는 것이 사회를 바꾸는 첫걸음이 됩니다.

사회적 장벽 네 가지

형식적 대응 폭포

규정이나 관례를 준수한 나머지
고충에 친절하게 대응해 주지 않는다.

 글씨를 쓰기 어려운데 은행에서
자필 서명을 요구하였다.

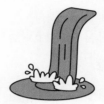

스테레오타입 바위

오래전부터의 이미지나 편견,
일부 증상만으로 '치매'라고 한데 묶어 버린다.

 당연히 배회할 것이라고 짐작하고
방에 가둬 버린다.

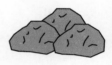

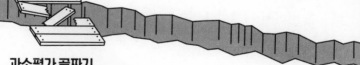

과소평가 골짜기

'아무것도 할 수 없는' 존재로 취급받는다.

 화장실에서 실수할까 봐 가까이에서
지켜본다.

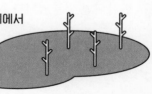

무지의 늪

질환이나 증상에 대한 지식이 없어 엄격하게 대한다.

 근무 중 작업에 시간이 걸리자
'게으름 피운다'고 비난받았다.

여행 가이드 5-5 〉 감사한 마음을 말로 전해 보자

　잠시 쉬고 난 다음에는 다시 가족이나 동료와의 일상으로 돌아옵니다.

　그때는 한마디, 지금까지 그리고 앞으로도 계속 함께 생활할 사람에게 감사한 마음을 전해 보십시오.

　가족이나 친구, 동료는 언제나 함께 있으니 **말로 하지 않아도 마음으로 전해질 거라고 믿는 건 편견입니다.** 누구라도 "고마워요"라는 감사의 말을 들으면 기뻐합니다.

　조금 부끄럽거나 쑥스러울 수도 있습니다. 하지만 표현할 수 있다면 '마음을 전해서 다행이다'라는 생각이 앞설 겁니다. 분명히 따뜻한 기분이 될 거예요.

　함께 걸어 줘서 기쁘다, 도움이 되고 있다는 마음을 담은 "고마워"라는 한마디면 충분합니다.

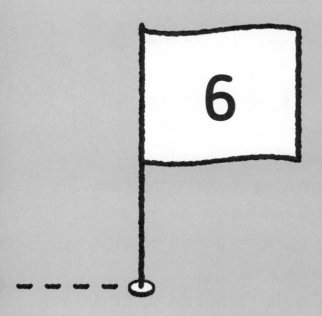

함께 나아가기

마음을 전한다

자신의 경험과 생각을 주위에 알린다

누구나 처음엔 치매 세계의 초심자이지만 조금씩 여행의 베테랑이 되어 갑니다.

여행 중에는 뜻대로 행동할 수 없는 것이나 불쾌한 생각에 빠지는 등 괴로운 경험도 있었겠지요.

한편 새로운 만남이나 즐거운 발견도 있지 않았습니까?

그 경험 모두가 앞으로 같은 세계를 여행하게 될 사람들의 주춧돌이 되고 버팀목이 됩니다. 여행 선배가 쓴 책을 읽고 당신이 갖고 있는 치매에 대한 이미지가 바뀐 것처럼. 치매가 있는 동료와 만나서 이야기를 나누고 격려받은 것처럼.

당신의 경험은 치매가 있는 다른 분이나 가족에게 용기를 주고 격려하는 지혜와 지식이 됩니다. 당신 자신의 여행 추억이나 체험을 꼭 세상과 나눠 주십시오.

남에게는 별 의미가 없지 않을까 걱정하지 않아도 됩니다. 능숙하게 전달하지 않아도 예쁘게 표현하지 않아도 됩니다. 어렵게 생각할 필요도 없습니다. 친구에게 수다 떨 듯이 '이런 일이 있었다', '이런 기분이 들었다'라는 것을 남겨 봅시다.

당신의 여행 경험은 우리 모두의 귀중한 재산입니다.

예를 들면 이렇게!

SNS나 블로그에 글 올리기

SNS나 블로그는 당신에 대해서 모르는 사람
도 볼 수 있습니다. 의외의 사람에게서 반응이
오기도 하고, 뜻하지 않은 교류로 이어지기도
합니다. 쓰고 싶다, 전하고 싶다는 생각이 들면
당신이 사용하기 쉬운 수단을 이용해 도전해
봅시다.

조사에 협력하기

다양한 기관에서 치매에 관한 조사나 연구가
시행되고 있습니다. 치매가 있는 분이나 그 가
족을 인터뷰해서 생활 실태, 도움이 되는 아이
디어 등을 정리한 데이터베이스를 작성하고 있
습니다. 당신만의 체험과 아이디어를 공유해서
모두에게 도움을 주면 어떻겠습니까?

**사회를 변화시키는 활동에
참여한다**

치매에 대한 정보, 그중에서도 치매가 있는 분 본인의 목소리는 아직 세상에 알려지지 않은 것도 많아서 '치매 친화적인 사회'가 되려면 더 기다려야 합니다.

이제부터 치매와 함께 사는 사람들이 더욱더 늘어날 세상을 치매가 있어도 살기 편한 사회로 만들기 위해 한발 앞서 여행하고 있는 당신이니까 할 수 있는 일이 있습니다.

우선 치매 진단을 받고 당황하는 사람이나 혼자서 애쓰고 있는 사람을 위해 치매와 함께 살아가는 동료와 만나는 자리를 만들어 각자의 경험이나 생각을 공유합시다. 더욱 폭넓게, 많은 사람에게 자신들의 목소리를 전달하고 싶다면 치매가 있는 분의 목소리를 사회에 전하는 활동을 하고 있는 단체에 참여해 함께 활동합시다.

혹시 모일 장소나 기회가 가까이에 없다면 당신 자신이 세워 보는 건 어떨까요? 지역 전문가(지역 공공기관의 사회복지 담당 직원 등)와 상담해 보면 힘이 되어 줄 것입니다.

혼자서는 어렵더라도 본인이 살고 있는 지역이나 전국의 동료들과 함께 움직이면 사회를 바꾸는 커다란 힘으로 이어집니다.

치매가 있는 사람이
살기 좋은 사회를
실현하기 위해서

'치매 과제 해결은 디자이너의 일이다.'

2018년 '치매 미래 공동 가치 창조 허브'(249쪽)에 참여해 치매가 있는 많은 분과 교류하면서 제가 확신한 것입니다.

디자인은 인간과 물건, 서비스, 환경, 정보와 행복한 관계를 만드는 행위입니다. 복잡해지는 현대사회는 사용하기 힘든 상품이나 서비스, 혼란을 일으키는 기호나 공간이 넘쳐 납니다.

그렇습니다. 치매가 있는 분들이 생활에서 어려움을 겪는 원인 대부분이 디자인에 있습니다. '치매 있는 분이 살아가기 좋은 사회를 실현하기 위해 디자인은 무엇을 할 수 있을까?' 그런 질문에 답을 모색하면서 다다른 하나의 결론이 《비로소 이해되는 치매의 세계》입니다.

이 책의 제작을 위해 많은 분의 도움을 받았습니다. 치매가 있는 분들이나 돌보는 분들과의 교류, 인터뷰가 이 책의 출발점입니다.

감수를 해 주신 분은 루이소체 치매를 앓으면서도 다양한 저서를 집필하고 계신 히구치 나오미 씨(PART 1), 나고야 시에서 치매가 있는 분들과 함께 활동하는 '보더리스 위드 디멘시아(borderless - with dementia)'의 기토 후미키 씨(PART 2)입니다. 이 두 분에게서는 실천 방법을 배웠습니다. 그리고 치매 미래 공동 가치 창조 허브 대표이자 게이오기주쿠대학 대학원 건강매니지먼트연구과의 홋타 사토코 씨에게서는 인터뷰 데이터를 제공받으며 학술적 도움을 받았습니다.

또 이나바 치에미 씨, 쓰치야 하루나 씨의 일러스트 덕분에 이 책이 더욱 매력적이고 알기 쉽게 만들어졌습니다.

그 밖에 다양한 치매 관련 프로젝트를 함께해 온 '치매 미래 공동 가치 창조 허브' 및 '이슈 플러스 디자인(issue+design)' 멤버이자 이 책을 쓰게 된 계기가 된 라이츠 사의 오쓰카 게이시로 씨가 없었다면 이 책을 출판할 수 없었을 것입니다. 다시 한번 감사드립니다.

2021년 3월 9일
가케이 유스케

'치매 미래 공동 가치 창조 허브'의 치매 당사자 인터뷰

치매 미래 공동 가치 창조 허브에서는 치매가 있는 분의 체험과 지혜를 중심으로 '치매와 함께 더 잘 사는 지금과 미래'를 만드는 활동의 핵심으로 치매 당사자 인터뷰를 진행하고 있으며, 그 인터뷰가 이 책을 구상하게 된 기초입니다.

대상은 연구 협력에 동의해 주신 치매가 있는 분(원칙적으로 진단을 받은 분)으로, 2021년 7월 현재 100여 분이 참여해 주셨습니다.

주요 문항은 다음과 같으며, 본인의 흥미나 관심, 과제에 따라 자유롭게 말씀해 주고 계십니다.

- 지금까지 병의 진행 상황과 치매가 발병한 경위
- 일상생활의 기쁨이나 삶의 보람
- 앞으로 해 보고 싶은 일
- 생활에서의 노고나 고충, 생활의 지혜와 아이디어 등

이 책을 함께 만든 사람들

편집 이나가키 미호(PART 1), 아오키 유(PART 2)

일러스트 쓰치야 하루나, 이나바 치에미

감수 치매 미래 공동 가치 창조 허브

       히구치 나오미(PART 1)

       기토 후미키(PART 2)

       홋타 사토코(인터뷰 데이터 제공 등)

치매 미래 공동 가치 창조 허브(Designing for dementia)

'치매와 함께 더 잘 사는 미래'를 목표로 당사자의 생각·체험과 지혜를 중심으로 치매가 있는 분, 가족이나 지원자, 지역 주민, 의료 요양 복지 관계자, 기업, 지방자치단체, 관계 부처 및 관계 기관, 연구자 등이 협동해서 함께 미래를 만드는 활동체. 게이오기주쿠대학 웰빙리서치센터, 일본의료정책기구, 치매프렌드십클럽, issue+design 4개 단체가 2018년부터 공동으로 운영하고 있다.

홈페이지 https://designing-for-dementia.jp/

이슈 플러스 디자인(issue+design)

'사회의 과제에 시민의 창조력을' 모토로 2008년에 창업한 특정 비영리 활동 법인. 시민과 함께 지역, 일본, 세계가 안고 있는 사회 과제에 대해 디자인이 지닌 '아름다움과 공감의 힘'으로 도전하는 다양한 프로젝트를 실천하고 있다.

대표 프로젝트에 동일본 대지진 자원봉사를 지원하는 '할 수 있습니다 조끼', 임신·출산·육아를 지원하는 '일본 모자수첩을 바꾸자', 500명의 주민과 함께 지역의 미래를 그리는 '고치현 사카와초 모두가 만드는 종합 계획', 지속 가능한 발전 목표 시점에서 지역 만들기를 체험하고 미래를 시뮬레이션하는 게임형 워크숍 'SDGs 지방 창생' 등이 있다.

홈페이지 http://issueplusdesign.jp/

　저는 10년 전, 치매 어르신을 모시는 일을 직업으로 삼게 되었습니다. 오래 계획하고 준비한 일이 아니었던 터라 무척 두려웠지만 선배 시설장님의 격려와 조언에 힘입으며 몸으로 부딪치면서 배워 나갔습니다.

　벼락치기 공부를 하는 학생처럼 치매에서 비롯된 여러 행동에 대한 적절한 대응 방법, 약해진 신체 기능을 보완할 도구 사용법 등을 검색하다 보면 일본 정보를 접하는 일이 많았습니다. 일본이 우리보다 초고령사회(65세 이상 인구가 전체 인구의 20퍼센트 이상을 차지하는 사회)에 먼저 도달한 만큼 치매가 있는 분들이 살기 좋은 환경을 만들기 위한 학술적 자료의 축적이나 사회적 네트워크 구성에서 조금 더 앞서 있었던 것이지요.

　그 뒤로 지금까지 치매 어르신을 더 잘 이해하고 돕기 위해 국내외 서적을 읽으며 공부하던 중 제 상황을 잘 아는 분이 일본에서 치매가 있는 100명 이상을 인터뷰해 만든 책이 나왔다고 소개하셨습니다.

치매 당사자 인터뷰라니 호기심이 생겼습니다. 치매에 대해서 의료진이나 가족이나 돌봄 종사자의 시선에서 쓰인 책들은 상대적으로 많지만 치매가 있는 분 본인의 시선으로 쓰인 책은 드무니까요. 인지 기능이 저하된 분이 상대가 이해할 수 있게 '나의 이야기'를 들려주시는 것도, 그 이야기를 채록하고 정리하는 일도 쉽지 않지요.

치매 진단을 받은 분들이 정기적으로 연구진과 만나 본인이 겪는 내밀한 불편함과 환시와 환청에 대해 털어놓을 수 있을 정도로 서로 신뢰가 쌓이고, 그 결과물이 책이라는 형태로 세상에 나오기까지 얼마나 많은 시행착오가 거듭됐을지 가히 짐작이 갔습니다. 치매가 있는 100여 명의 목소리를 직접 담아서 그분들이 보는 세상을 같이 볼 수 있게 해 주는 프로젝트라니 정말 좋은 기획이라는 생각이 들었고, 그 프로젝트를 가능하게 한 사회적 네트워크 자원의 두터움이 부러웠고요.

책을 받고 보니 치매 공부도 공부지만 기대보다 훨씬 '재미'가 있었습니다. 《오즈의 마법사》의 도로시나 《이상한 나라의 앨리스》의 앨리스가 된 것처럼 신기한 치매 세계를 탐험하는 아기자기한 구성과 치매 당사자의 생생한 체험담에 시간 가는 것도 잊고 빠져들었습니다. 이 책이 우리나라에 꼭 소개되면 좋겠다고 생각했고요.

참, 치매 당사자라는 표현이 어색하게 들리실 분도 있을 거예요. 시설에서는 '어르신'이라 칭하고, 의학적인 지면에서는 '치매 환자'라고 합니다. 이 책에서는 치매가 있을 뿐 우리 이웃의 평범한 시민이라는 뜻을 전하기 위해 '치매가 있는 분', '치매 당사자'라는 표현

을 씁니다. ('치매'라는 용어도 어원이나 어감에 문제가 있어서 많은 분이 바꾸기

위해서 노력 중이지만 아직은 공통된 합의가 이루어지지 않았기에 그대로 '치매'라

고 씁니다.)

이 책을 여러분보다 먼저 읽은 독자로서 말씀드리면 '내가 요즘

깜빡깜빡하는데 혹시⋯⋯' 하는 마음으로 펼치셨다면 뜨끔할 장면

이 많을 거예요. 물론 건망증과 치매의 전조일 수 있는 '기억 장애'가

어떻게 다른지는 친절하게 설명되어 있습니다. 오후 6시에 친구와

만나기로 약속했는데 아침부터 정신없이 바빠서 7시에 친구 전화

를 받고 나서야 약속이 기억났다면 '건망증'이고, 친구와 만나기로

약속했던 사실 자체가 기억나지 않는다면 '기억 장애'('미스터리 버스'

21쪽)라고요.

하지만 원본 자료를 보면서 데이터를 입력할 때 어려움을 겪거나

('심신 기능 장애 4 보고 들은 것과 생각한 것이 순식간에 기억에서 사라진다' 42쪽),

이미 샀다는 걸 잊어서 몇 번이고 다시 사거나('심신 기능 장애 5 눈에 보

이지 않는 것은 머릿속에서 상상하지 못한다' 43쪽) 하는 에피소드를 보면 치

매와 치매 아님의 경계는 정말 얇아 보입니다.

다양한 심신 기능 장애 항목을 자신의 상황에 비추어 체크해 보고

심각한 면을 발견하시면 'PART 2 치매와 함께 살아가기 위한 지혜

를 배우는 여행 가이드'를 펼쳐 보세요. 어디에 상담해야 할지 모르

겠다면 거주하는 지역의 치매안심센터나 국민건강보험공단의 장기

요양보험 부서 등을 찾으시고('여행 가이드 1-4' 205쪽), 일상의 피로를

덜어 주고, '실수'를 줄여 줄 환경을 원하시면 '여행 가이드 3'을 참

조해 보세요('여행 가이드 3-3 오감을 자극하지 않는 생활공간을 만든다' 216-217쪽).

치매는 당사자의 직접적인 고통도 크지만 주위 소중한 사람들과의 관계에서 '오해'로 인해 생기는 '불신'의 고통도 큽니다. 어머니가 과거 일을 잘 기억하시기 때문에 치매가 아니라고 생각하는 자녀는 어머니 돈을 훔쳤다는 의심을 받으면('걷고 싶은 동네' 54-55쪽) 마음의 상처를 입습니다. 지극히 평범하게 지내다가 문득 한 번씩 침상 주위에 벌레가 가득하다고 소리치는('파레이돌리아 숲' 118-119쪽) 분의 보호자는 저이가 자신을 괴롭히려고 연기를 하나 의심을 하기도 합니다. 그런 분들께도 이 책을 보여 드리고 싶습니다.

책 초반부에 밝히고 있듯이 현재 확실한 치매 치료법은 알려지지 않았습니다. 하지만 치매가 있더라도 본인과 주위의 깊은 '이해'를 통해 더 나은 삶을 누릴 수 있습니다. 치매와 함께 행복하게 살 수 있는 사회를 만드는 데에 이 책이 도움이 되길 간절히 소망합니다.

김동희

생활 항목별 고충 색인

치매가 있는 분들이 겪는 '148가지 생활 고충'을 11개 생활 항목으로 나누어 실었습니다. 당신은 살면서 어떨 때 불편을 느끼십니까?

입기, 먹기, 살기(주거), 돈, 구매, 건강(심신 관리), 이동, 교류, 여가, 배움, 일 등 각 항목에서 《비로소 이해되는 치매의 세계》에 실린 13가지 이야기의 해당 페이지로 이동할 수 있으며, 그 고충의 원인이 되는 심신 기능 장애를 알 수 있습니다. 당신 자신, 당신의 소중한 가족이 겪는 어려움을 더 잘 이해하기 위해 활용해 주십시오.

*치매가 있는 분들은 행동과 사물을 범주로 나누는 것을 힘들어합니다. 그래서 생활하면서 연관성 있는 내용을 쉽게 찾아볼 수 있도록 11개 생활 항목 곳곳에서 일어날 수 있는 고충 가운데 일부는 반복하여 실었습니다.

입기에 관한 생활의 고충

☐ 옷을 걸어 둔 장소를 모른다	→ 42쪽	
☐ '속옷'이라는 라벨이 붙은 수납장에 팬티가 있는지 모른다	→ 70쪽	
☐ 빨래 널기가 힘들다	→ 145쪽	
☐ 신이나 양말, 슬리퍼를 신기 힘들다	→ 147쪽	
☐ 옷 입기가 힘들다	→ 148쪽	
☐ 화장이나 면도를 하거나 액세서리 달기가 힘들다	→ 148쪽	
☐ 옷 갈아입는 순서를 착각한다	→ 194쪽	
☐ 날씨나 상황에 맞는 옷이나 소지품을 고르기가 어렵다	→ 196쪽	
☐ 자기 신발을 찾지 못한다	→ 196쪽	

먹기에 관한 생활의 고충

- [ ] 불 위에 뭔가를 올려 두고 잊어버린다 → 28쪽
- [ ] 세탁이나 요리하던 걸 잊는다 → 28쪽
- [ ] 식단과 조리법이 떠오르지 않는다 → 30쪽
- [ ] 무심코 남의 음식을 먹어 버린다 → 31쪽
- [ ] 냉장고에 뭐가 들어 있는지 모른다 → 42쪽
- [ ] 그릇을 씻고 나서 적절한 장소에 두지 못한다 → 43쪽
- [ ] 간을 잘 맞추지 못해 음식이 밍밍해진다 → 110쪽
- [ ] 음식 냄새를 맡지 못한다 → 110쪽
- [ ] 간장이 움직이는 것처럼 보인다 → 122쪽
- [ ] 실제로는 나지 않는 생선 썩은 냄새가 난다 →123쪽
- [ ] 조리 시간을 가늠하지 못한다 → 133쪽
- [ ] 식사 시간을 알지 못한다 → 134쪽
- [ ] 그릇이나 컵을 잘 들지 못한다 → 145쪽
- [ ] 뚜껑이나 봉지를 열지 못한다 → 148쪽
- [ ] 냉온수 조절이 어렵다 → 149쪽
- [ ] 눈앞의 컵이나 조미료통을 쓰러뜨린다 → 163쪽
- [ ] 적절한 분량을 가늠하지 못한다 → 192쪽
- [ ] 도시락을 주문할 때 수량을 착각한다 → 192쪽
- [ ] 된장국 만드는 순서가 기억나지 않는다 → 194쪽
- [ ] 식칼 사용법, 식재료 다듬는 법을 모른다 → 194쪽

살기에 관한 생활의 고충

- [ ] 세탁이나 요리하던 걸 잊는다 → 28쪽

☐	옷을 걸어 둔 장소를 모른다	→42쪽	
☐	어디가 화장실 문인지 모른다	→43쪽	
☐	다른 장소를 자기 집이라고 생각한다	→58쪽	
☐	아날로그 시계를 읽지 못한다	→70쪽	
☐	'속옷'이라는 라벨이 붙은 수납장에 팬티가 있는지 모른다	→70쪽	
☐	바닥 무늬가 울퉁불퉁해 보인다	→95쪽	
☐	바닥과 벽과 문을 잘 구분하지 못한다	→96쪽	
☐	문을 자연스럽게 열지 못한다	→96쪽	
☐	냉난방이 과하게 느껴지고, 컨디션이 나빠진다	→111쪽	
☐	침실에 낯선 남자가 보인다	→121쪽	
☐	실제로는 없는 사람의 목소리나 인기척을 느낀다	→123쪽	
☐	쓰레기 버리는 날을 모른다	→135쪽	
☐	일, 통원, 주간보호센터 방문 등의 정기적인 스케줄을 모른다	→135쪽	
☐	빨래 널기가 힘들다	→145쪽	
☐	열쇠로 열고 잠그기 어렵다	→146쪽	
☐	냉온수 조절이 어렵다	→149쪽	
☐	자신의 방이나 자리를 모른다	→164쪽	
☐	외출 때 물건을 두고 오고, 집 안에서도 물건을 잃어버린다	→177쪽	
☐	스마트폰을 쓰레기통에 버린다	→178쪽	
☐	밝은 조명이 눈을 찌르는 것 같다	→180쪽	
☐	특정한 소리가 귀에서 떠나지 않는다	→181쪽	
☐	새로운 가전이나 문구의 사용법을 알지 못한다	→193쪽	
☐	가전(세탁기·TV·밥솥·레인지) 조작이 어렵다	→195쪽	

비로소 이해되는 치매의 세계

건강에 관한 생활의 고충

교류에 관한 생활의 고충

☐ 누가 자신에게 해를 끼친다고 생각한다	→ 59쪽	
☐ 주소록에서 원하는 주소를 찾지 못한다	→ 71쪽	
☐ 사람 이름을 못 외우고, 기억해 내지 못하고, 다른 사람과 착각한다	→ 72쪽	
☐ 단어가 잘 떠오르지 않고 말문이 막힌다	→ 73쪽	
☐ 지금껏 잘 사용해 온 한자를 쓸 수 없다	→ 73쪽	
☐ 대화의 내용을 이해하지 못한다	→ 74쪽	
☐ 업무나 공적 절차에 대해 설명을 들어도 이해를 못 한다	→ 74쪽	
☐ 문장을 구성하기 어렵다	→ 75쪽	
☐ 지나가는 낯선 사람이 아는 사람으로 보인다	→ 85쪽	
☐ 가족이나 친한 친구의 얼굴을 알아보지 못한다	→ 85쪽	
☐ 실제로는 없는 사람의 목소리나 인기척을 느낀다	→ 123쪽	
☐ '오랜만'이라는 감각이 없다	→ 133쪽	
☐ 일, 통원, 주간보호센터 방문 등 정기적인 스케줄을 모른다	→ 135쪽	
☐ 화장이나 면도를 하거나 액세서리 달기가 힘들다	→ 148쪽	
☐ 글자를 반듯하고 예쁘게 쓰지 못한다	→ 149쪽	
☐ 주위 소음이 신경 쓰여 이야기가 귀에 들어오지 않는다	→ 176쪽	
☐ 외출 때 물건을 두고 오고, 집 안에서도 물건을 잃어버린다	→ 177쪽	
☐ 여러 사람과의 대화를 따라갈 수 없다	→ 178쪽	
☐ 이야기를 들으며 메모하기 힘들다	→ 178쪽	
☐ 밝은 조명이 눈을 찌르는 것 같다	→ 180쪽	
☐ 전철 안 다른 사람의 냄새에 민감해진다	→ 180쪽	
☐ 입술 움직임을 보느라 이야기를 듣지 못한다	→ 181쪽	
☐ 관혼상제 때 적절한 행동을 하지 못한다	→ 195쪽	

일에 관한 생활의 고충

☐ 업무나 공적 절차에 대한 설명을 들어도 이해를 못 한다	→ 74쪽	
☐ 신문의 내용을 이해하지 못한다	→ 74쪽	
☐ 문장을 구성하기 어렵다	→ 75쪽	
☐ 준비를 해도 말할 내용을 잊고 머릿속이 하얘진다	→ 75쪽	
☐ 가족이나 친한 친구의 얼굴을 알아보지 못한다	→ 85쪽	
☐ 단골손님 얼굴을 알아보지 못한다	→ 85쪽	
☐ 냉난방이 과하게 느껴지고, 컨디션이 나빠진다	→ 111쪽	
☐ 일, 통원, 주간보호센터 방문 등 정기적인 스케줄을 모른다	→ 135쪽	
☐ 가위를 사용하기 어렵다	→ 149쪽	
☐ 글자를 반듯하고 예쁘게 쓰지 못한다	→ 149쪽	
☐ 책이나 신문에서 행이 바뀌면 읽기 어렵다	→ 161쪽	
☐ 자신의 방이나 자리를 모른다	→ 164쪽	
☐ 예약 날짜를 착각한다	→ 175쪽	
☐ 주위 소음이 신경 쓰여 이야기가 귀에 들어오지 않는다	→ 176쪽	
☐ 서류를 작성할 때 다른 것에 신경이 쓰여 실수를 한다	→ 176쪽	
☐ 외출 때 물건을 두고 오고, 집 안에서도 물건을 잃어버린다	→ 177쪽	
☐ 주변이 신경 쓰여서 걷기 힘들다	→ 177쪽	
☐ 여러 사람과의 대화를 따라갈 수 없다	→ 178쪽	
☐ 이야기를 들으며 메모하기 힘들다	→ 178쪽	
☐ 잠깐만 작업해도 머리가 터질 것 같다	→ 179쪽	
☐ 책을 잠깐 읽기만 해도 지친다	→ 179쪽	
☐ 적절한 분량을 가늠하지 못한다	→ 192쪽	
☐ 도시락을 주문할 때 수량을 착각한다	→ 192쪽	

비로소 이해되는
치매의 세계

초판 1쇄 발행 2022년 3월 3일
초판 2쇄 발행 2024년 11월 15일

지은이 가케이 유스케
옮긴이 김동희
발행인 김태진, 승영란
디자인 ALL design group
인쇄 다라니인쇄
제본 경문제책사
펴낸곳 에디터유한회사
주소 서울특별시 마포구 만리재로 80 예담빌딩 6층 (우) 04185
전화 02-753-2700, 2778
팩스 02-753-2779
출판 등록 1991년 6월 18일 제1991-000074호

값 18,000원
ISBN 978-89-6744-243-9 03510

※ 잘못된 책은 구입하신 곳에서 바꾸어 드립니다.